幸福
文化

中醫師的40堂減壓減重課，養成致瘦的子彈習慣，
一步步成就美好身心。

瘦身藍圖

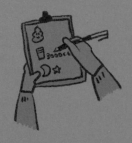

呂桓毅 中醫師 ——— 著

把中醫師帶回家

胡君梅 | 華人正念減壓中心創辦人

　　減重，雖然很普遍，但其實是有點沉重的議題。經歷過減重的人都明白，那經常是反反覆覆、有時甚至是充滿挫折的歷程。

　　桓毅醫師彙整了多年行醫的心得，以相當輕鬆且充滿關懷的口吻（跟我所認識的他一致），撰寫這本書。書中有完整的地圖，提供清晰的架構，並且用直白具體的方式，說明減重的原理與具體的建議，讓讀者在了解原理之後，可以按圖索驥，知道如何能自行操作。

　　在此同時，有關在操作過程中，可能會遇到的困難、誤區、時下流行的錯誤觀念等，桓毅醫師都做了清楚的說明與澄清，是一本關於減重議題非常面面俱到的書。這讓我們在減重的路上有很好的參考依據，很溫暖。

　　桓毅醫師也是講故事的高手，書中有很多有趣的案

例，那真實的場景跟我們好接近，讓我們不會覺得減重這條路很孤單，有伴同行的感覺在書中蠻明顯的，在閱讀的過程中很被鼓舞。除此之外，書中還有許多深入淺出的引用，桓毅醫師很巧妙地讓古今中外的名人穿梭其中，非常有趣。整本書閱讀起來很享受，猶如冬日暖陽、夏日涼風。

　　用正念的行話，這本書雖然是行動模式 (doing mode) 的架構，但在行動中充滿了帶著覺察與友善的同在模式 (being mode)。桓毅醫師把所學到的正念，充分地運用到自己、家人與病人，慢慢閱讀，跟著書做，那感覺好像桓毅醫師就在身邊喔。

體重管理是人人此生必修課題

黃翠華 | 財團法人癌症關懷基金會 執行長

從事營養師工作超過 30 年，尤其目前任職於致力教導民眾抗癌防癌的癌症關懷基金會，更深深體會體重管理是每個人一生重要的課題，不僅只為曼妙有型的好身材，重要的是預防心血管疾病、高血壓、代謝症候群、甚至癌症。以癌症為例，腫瘤的作用機轉竟有近八成與肥胖相關。而台灣過重或肥胖的成人，超過七成年輕時身材好得很，怎的，年紀漸長體態也跟著發福，麻煩的是隨著肥胖盛行率攀升，罹癌風險也跟著漲。因此無論此時胖瘦，學好做到體重管理可以說是一生的必修課題。

身為營養師經常被問：這個減重方法適合我嗎？為何別人有效我沒效？確實坊間、網路充斥著各式各樣的減重資訊與產品，令人眼花撩亂，速效的廣告令人躍躍欲試，許多人嘗試過多種方法，但也一次次復胖，越減越困難。我們都了解胖不是一天造成，涉及因素眾多，如：飲食、

環境、活動量、心理素質、荷爾蒙變化、生活習性……等。不過，難抵美食誘惑與低耗能的生活作息確實是增重的主因，一旦體重增加隨之而來的身體與賀爾蒙變化，更增加了減重困難度，因此如何做到持續有效的體重管理，需要的是全方位為自己量身打造的方法。

呂桓毅醫師是難得具有理工背景的中醫師，對減重議題的探索既廣且深，為讀者精心設計與規劃出一套融合多種實用理論與方法的瘦身藍圖，包括：以專案管理ＰＤＣＡ（Plan Do Check Action）的模式為架構，將具體的方法分為 11 個板塊並說明其理論根據，讓大家可知其所以然，以找出自己合適可行的方法，設計子彈筆記提醒做好進度追蹤、行動檢視與成效檢討，再滾動式修正，產出更適合與實際可行的方案。

制訂目標時，我們經常容易高估自己，桓毅醫師的解方是「原子習慣」理論——讓行動變簡單，以維持持續向前的動力……等。壓力太大？睡不好？喝多少水？用餐速度？這些看似小事，但很可能都是造成減重失敗的原因之一，作者更介紹如何善用「正念」進食與改善睡眠，「正念」是有扎實科學實證的有效方法，也是我很喜歡近年用於幫助癌友改善睡眠與擔憂的好方法。本書飲食部分涵蓋

面多元甚至有建議的食譜，令人驚艷。書中處處可見桓毅醫師的用心、關心與真心，你讀到了嗎？

　　成功減重「從心出發」是關鍵，如何與自己對話，幫助自己成為更棒的自己，你將動力十足一定成功。桓毅醫師與我同在太極門跟著我們的師父洪道子博士學習心的功夫，深刻體會照顧好心的必要，我真心期盼有緣的你善用本書讓自己更窈窕英挺健康快樂，只要採取行動必定成功！今天起請下定決心致力成為自己的體重管理師！

| 自序 |

活出理想中的自己

呂桓毅

　　我是致力於推廣身心靈醫學的中醫師，除了看門診以外，喜歡用各種形式來推廣健康理念，無論是寫文章、錄廣播、辦講座，只要能帶給他人一些小收穫，我就會感到很滿足。在 15 年前，我不曾想過有這一天，可以用現在的角色與讀者們說話。

　　請你在腦中想像一個好學生的模樣，厚重的鏡框、整齊的上衣、憨厚帶點傻氣的笑容，那就是 15 年前的我，多數老師心中的模範學生，求學歷程還算順利。當年高中畢業後，考上台大機械系，就在我以為往後的道路大概也會一帆風順，沒想到這才是改變的起點……。

　　大學的時期，我心中總是有一股躁動不安的感覺，明明待在一流的學府，享受最好的資源，可是我總是覺得哪裡怪怪的。爸媽告訴我不要想太多，應該知足了……。為了找一個虛無飄渺的答案，除了完成本科系的必修，我廣

7

泛的選修外系的通識課程，在這個過程裡，我才了解，什麼是自己在乎的？對自己有更多的認識。

　　原來，過去的我，是努力走在一條他人認同的道路，可是並不清楚自己要什麼。假如從自己出發，我又想要擁有什麼人生？成為什麼模樣呢？我真正的興趣在探索有關人的議題，只要與人相關的我都好奇，諸如身體健康、心理與人際關係等等。大學畢業後，我走了一條讓同學們都傻眼的路，考取中醫師，跳 tone 程度就像跨入平行宇宙，成為另一個角色。然而，過去的路永遠不會白費，工學院的訓練，將我焊接成獨一無二的中醫師。

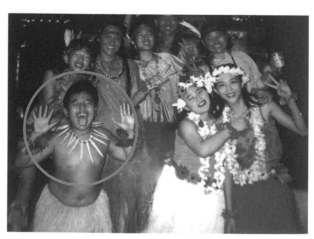

圖上的（左一）就是我被稱為「小胖」的時候。

　　回到現在，我非常開心當時有勇氣做出這個選擇，因為這是我的心之所向，幫助別人讓我感到快樂，尤其是幫助他人成為他想要的改變，更是讓我心中擁有滿滿的感動。接下來的人生，每當面臨重大抉擇，我都會問我的心，到底路在哪裡？

　　關於這本書的成書起源，是因為看到許多減重的病人，嘗試過坊間各種方法，卻反覆地被這個議題困擾，好像減了一些體重，可是又持續停滯，甚至回彈，累積龐大的身心壓力。因此我發揮工程師思維，想寫一本從個體出發的減重書，目的不是宣揚什麼獨特快速的瘦身減重法，**而是為每個人量身打造一個瘦身藍圖，希望更貼近你，真正解決你的減重困擾。**

　　如果你也想要改變，你也需要問自己的心，是否走在適合你的道路上？**而且，你必須堅持一個信念，你絕對有能力成就自己。**假如你心中也有股莫名的躁動感，請不要忽略它的存在，人生短暫，你應該選擇一條有愛的道路，任何時候都不嫌遲，改變的起點就是現在，為自己腳踏實地的規劃藍圖，你也可以活出你理想中的自己。

目 錄

第一部　PLAN 計畫

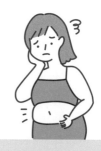

建立減重 PDCA 循環，
加上刻意練習，讓你成功達陣！

第二部 DO 執行

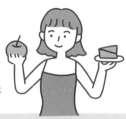

與食物和解，
重新建構與食物的關係

第三部　CHECK 檢核

用小目標逐步達成效果，
成效看得見

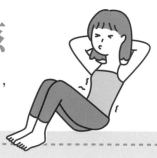

第四部　ACT 行動&修正

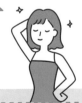

週週檢視減重成果，
打破停滯期的關鍵

成功減重的關鍵：不求快速

「成功減重的關鍵是什麼？」

在臨床的過程中，我經常反覆思考這個問題，後來發覺這個答案其實因人而異。減重的病人，面臨到的是各種困難挑戰，例如：管不住嘴巴、生理期不正常，體重數字停滯等等，在來看診之前，通常試過各種方法，坊間常見的減重方式有：計算卡路里、低碳水飲食、生酮飲食、168斷食或運動瘦身，然而，很多人告訴我，他們嘗試後，短暫有降一些體重，可是過沒多久，體重又恢復了。這難道是說方法沒用嗎？其實，方法都有用，只是我們不清楚自己的身體處於什麼狀態，有沒有符合方法的使用條件。

為什麼體重的關卡這麼難打破呢？其實體重就是一個慣性的結果，它是我們的飲食作息、生活習慣、體質狀態的加總，如果我們只是執著在體重數字上，而忽略背後的原因，減重往往會卡關。如果把減重比喻成爬山，同一座

山有各種登山路線，如果我們有一張地圖，可以一探整座山的全貌，知道哪裡比較陡峭、哪裡有涼亭可以休息，或許我們就能選擇最適合自己的方式上山。

我寫這本書的初衷，就是希望提供給你一張瘦身藍圖，讓你能夠一目瞭然，了解減重過程中需要注意的要素，並且時時檢視，當你面對體重卡關的時候，可以發現到底哪裡需要調整，幫助你順利打破停滯，擁抱自己的健康體態。

❞❞ **我認為成功減重有三力是不可或缺的，分別是** ❞❞
—— 抗壓力、自省力和執行力。

體重管理也是壓力管理

有人說生活壓力已經夠大，為什麼要在飲食上為難自己，想吃什麼就盡量吃吧！不可否認，現代人真的壓力很大，但是紓壓方式百百種，不一定要用吃來調適壓力。傳統印象都認為減重很辛苦，必須斤斤計較食物的熱量，港片《瘦身男女》就有一幕女主角受不了嚴格的飲食控制，最後報復性地大吃。

15

這裡先回答一個疑問，減重真的要嚴格限制飲食嗎？

太過嚴格的飲食方式，會讓人覺得沒辦法落實下去，很容易就放棄，**如果有一種減重方式，你第一直覺知道一定無法堅持下去，我勸你一開始就不要嘗試。**

好的減重方式一定要有彈性，讓人覺得是可以做到，而且會越執行越有成就感，過程中充滿樂趣。幫助你進入正向的循環，不但體重下降，整個身心都可以輕盈起來。

減重過程中要坦然的自我面對

我見識過太多呼口號要減重的朋友，卻從來不量體重，只是有時候吃一點沙拉，或正餐少吃一點，一旦生活中有太多忙碌的事情，就開啟佛系減重的模式，結果當然是完全沒有瘦下來。如果有明確的目標，才能夠有意識的選擇利於減重的生活模式。

我很鼓勵減重的朋友養成記錄的習慣，要記錄什麼呢？

首先，在開始減重之前，記錄自己為什麼減重，明確的動機，可以幫助你度過難關。再來，減重過程中，要記

錄自己吃了什麼，光是這一個有意識的動作，就可以讓我們避開許多飲食地雷。現在因為手機很方便，可以拍張相，固定每週自我檢視，另外，每週量體重，核對體重的結果，體重下降可以自我肯定哪裡做得好？體重持平甚至回升也可以自我檢討哪裡需要改進？

透過瘦身藍圖，你可以更清楚這個過程要怎麼進行！

開始減重不難，堅持地把路走下去才難

減重最怕半途而廢，許多朋友減重遇到停滯，或是一陣子忙碌，心思被其他事情占滿了，就把減重這件事放下了。其實，減重就像是培養一件生活習慣一樣，起步雖然不容易，但是只要養成習慣，並且刻意的營造適合減重的環境，就能持之以恆地走下去。

在暢銷書《原子習慣》這本書中，提到習慣養成的 **4個要素，依序是提示、吸引、回饋、獎賞**，運用在減重上，我們可以嘗試降低減重習慣的阻力，例如：找個夥伴互相督促，過程中每減下 1 公斤的體重，就大大的獎賞自己，也許是為自己買件小禮物，增加習慣的吸引力，當這個習

慣迴路被建立了，維持健康體態就不再困難。

綜合以上三力，我架構出一個減重流程，也就是本書的大綱，並參照品質管理方案：PDCA 循環，以週為單位，每週自我檢核。

建立減重 PDCA 循環加上刻意練習，讓你成功達陣

首先是第一部 Plan 屬於計畫面，這個階段我會帶你快速地了解，瘦身藍圖的 11 個板塊，並釐清自己減重的動機與目標，清楚寫下自己的價值主張，並帶你一步步建立你目前的瘦身藍圖。這是這本書最重要的一部分，目標明確，方向才會正確，當你在過程感覺受挫的時候，鼓勵你重新回來翻閱第一部，會重新找到前進的力量。

第二部 Do 執行面，這個階段我會跟你分享，臨床上我用哪些實際可行的方法，協助人成功減重。你與食物的關係好嗎？在心理層面不需要把食物當作敵人，他們也可以成為我們減重的夥伴。

然而，食物的選擇與用餐的時間是重點，他們與減重的成效有絕對的關聯性，透過新陳代謝飲食的原則， 你

• 第一部分 •

Plan

這部分屬於計畫面。釐清自己減重的動機與目標,清楚寫下自己的價值主張。

• 第二部分 •

Do

臨床上我用哪些實際可行的方法,協助讀者成功減重。

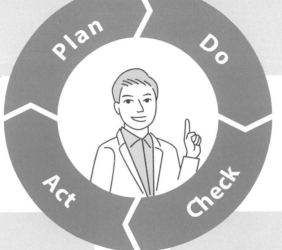

• 第四部分 •

Act

這個時段要做的是行動 & 修正,需要週週檢視減重成果,符合原本的預期嗎?假如有停滯的狀況,該如何處理?

• 第三部分 •

Check

這個階段我會條列出每日需要達成的減重目標,讓你清楚這些項目怎麼幫助你瘦身。

挑選合適的飲食內容，組成燃脂餐盤，讓你越吃越瘦。另外，也會分享如何透過間歇性斷食，提升燃脂效率。最後，提示你需要注意的飲食地雷區，盡量在生活中避開，以維持燃脂效率。

第三部分 Check 檢核面，一個大目標也許讓人遙不可及，但是切割成數個小目標，突然間就會變得容易許多，這個階段我會條列出每日需要達成的減重目標，分別是排便日日有、喝水過 3000、睡眠 7 小時，並且說明背後的原理，讓你清楚這些項目怎麼幫助你瘦身。也會提供給你一份減重日程表，讓你一目瞭然，一整天該做哪些功課。

第四部分 Act 行動＆修正面，在減重的過程中，我們需要週週檢視減重成果，這個速度符合原本的預期嗎？假如有停滯的狀況，就要回到我們的瘦身藍圖，試著找出到底是哪個板塊出現問題，其中最容易被忽略的就是賀爾蒙，如果減重一直停滯，十之八九的原因都出在賀爾蒙失衡。在第四部分，我會條列出有哪些賀爾蒙會影響體重，以及如何透過中藥來修正失衡的賀爾蒙，平日的飲食、作息可以如何調整？為你打破停滯期，創造易瘦體質。

很多人疑問體重達標後要怎麼維持？會不會復胖，事實上，當你熟悉了這一套減重流程，等於你從內而外都不

一樣了，如果你是用正確方法瘦身，你所去掉的是脂肪，而你身體的肌肉也就是燃脂工廠，依然還在日夜為你努力工作。即使是你暫時失去飲食原則而復胖，你也可以藉由重新遵守原則而瘦下來，換句話說，你能真正成為自己健康體態的主人，重拾掌控感的人生。

　　以上，就是本書完整的四個部分，而附錄會提供給你一些燃脂食譜的範例，無論你習慣外食，或是有自己做菜的時間，在何種情境都能挑選合適的減重食物。

　　我曾經好奇，為什麼有些人減重了大半輩子，儘管不斷失敗又願意反覆的嘗試呢？後來我明白了，因為每個人的天性都是希望自己越來越好。

　　《最後的演講》作者藍迪教授說過一句話：「擋在你前面那一堵牆，是為了測試你有多渴望。」無論你嘗試過多少減重方法，成功與否，你的這份努力都是讓人敬佩的。

　　我衷心希望拿在你手中的這份瘦身藍圖，能夠幫助你在減重路上不迷航，擁有你期待的美好體態。

本章是建構瘦身藍圖的十一個板塊，並釐清自己減重的動機與目標，清楚寫下自己的價值主張，並帶你一步步建立你目前的瘦身藍圖。

這是這本書最重要的一部分，目標明確，方向才會正確，當你在過程感覺受挫的時候，鼓勵你重新回來翻閱第一部，會重新找到前進的力量。

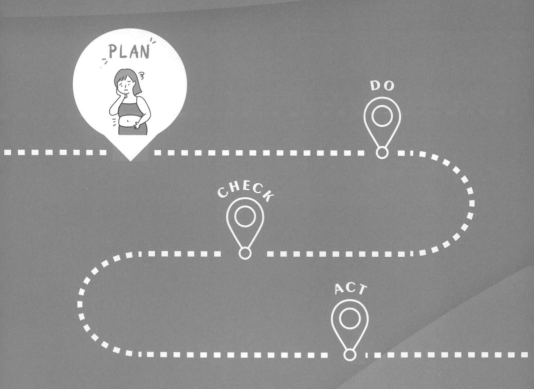

PLAN

計畫

建立減重 PDCA 循環，
加上刻意練習，讓你成功達陣！

1-1

關於減重的迷思，
那些年我們做的傻事

「我從小就是易胖體質不可能瘦下來的。」「年過中年代謝率下降，我現在是喝水就會胖。」「市面上的減重方法我幾乎都嘗試過，我想有些人可能就是注定肥胖吧！」待在臨床現場久了，總會聽到類似的自我評論，你有感受到這些話語背後的無奈嗎？

其實瘦不下來，有時候並不是努力不夠，有可能是你非常努力了，只是用錯方法，所以得不到滿意的結果，反而越減重越挫折。

如果你曾經在網路上搜尋過減重，你一定看過各種千奇百怪的方法。減重是個萬年不敗的話題，因為國人飲食的西化，生活型態的改變，導致不同年齡層的肥胖比例都比過去明顯攀升。因應這個碩大的減重市場，坊間減重的

商品不斷翻新，話題都在比誇張聳動，試圖讓你的理智斷線。但小心人還沒瘦，荷包先瘦了。

讓你瘦不下來的減肥商品

　　現代人普遍的痛點是沒時間減重、口腹之慾難控制、過度在乎他人的眼光。所以網路減重商品的行銷公式通常會有三點，第一，快速有效。第二，除了使用商品，你什麼都不必做。第三，誇張的案例分享，使用後立刻變美、變瘦、變年輕。這的確很吸引人不是嗎？但是下訂單之前請先多想幾秒，深呼吸幾口氣，問自己：「這個商品真的能讓我感覺更好嗎？」

　　我們一生中幾乎都有過減重的經驗，為什麼有人成功瘦下來了，有人還在減重的路上，這條路不保證是筆直的通往終點，事實上，你可能會體重停滯、反彈、甚至比為減重前更胖，你會納悶付出的努力都去哪了？讓你嚴重地懷疑人生。

　　其實，你需要靠譜的是減重背景知識，才不會花了冤枉錢又傷身。

減重前必須釐清的 4 個迷思

以下我盤點許多減重朋友及患者，在減重失敗時常有的迷思：

迷思 1 **減重需要時時注意卡路里嗎？**

你是否在超商買東西，習慣看上面的卡路里標示？甚至連運動的時候也都在思考，我這樣運動大概可以消耗多少卡路里？

其實，卡路里是在化學實驗中，燃燒食物產生出來的熱量單位，然而，人體的生理化學機制相當複雜，不是這樣簡單的實驗可以比擬的。

換句話說，食物的卡路里並不能反應每個個體把食物吞下肚後，最終囤積在身體的熱量，這之間的差異，主要還是要看個體的食物轉換效率，還有代謝率，而不是吃多少，就增加多少熱量。在轉換的過程中牽涉到化學能、熱能，各種體內的生理化學反應，只看卡路里來減重是不準確的。

建議想減重的朋友，與其在乎卡路里的高低，不如關注如何提升自己的代謝率，讓你吃下肚的食物，可以被身體充分代謝利用，而不是轉換成脂肪囤積。

減肥加油站

建議想減重的朋友，與其在乎卡路里的高低，不如關注如何提升自己的代謝率，讓你吃下肚的食物，可以被身體充分代謝利用，而不是轉換成脂肪囤積。

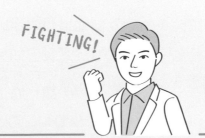

FIGHTING!

節食減重等於挨餓嗎？

有計劃的節食的確可以幫助減重更有成效，然而，重要的前提是評估個人的條件適不適合，怎麼做？做多久？事實上，一昧地挨餓只會落入一個越餓越胖的惡性循環而已。

一旦身體有飢餓的訊號，傳到大腦的指揮中樞：下視丘，身體就會分泌壓力賀爾蒙，以降低基礎代謝率，目的是保存能量，這是上古時代人類面對饑荒的身體保護機制，即使到了現代仍然沒有改變。

挨餓會讓身體的代謝率下降，處在挨餓的狀態，人體首先會消耗身體的血糖、肝糖，然後開始分解肌肉蛋白質，這是減重時最不樂見的情形，因為蛋白質是身體的燃脂工廠，短期可能會因為蛋白質被消耗，體重看似減輕，然而長期，卻會因為燃脂的工廠減少，而導致體重向上反彈，甚至比不當節食減重前更胖，這是最讓人挫折的情況。

有在健身的朋友都知道要增加肌肉量有多麼困難，所以千萬要避免不當節食，至於，如何正確有原則的節食減重，關鍵在消除「飢餓訊號」，我們留待後面討論。

迷思 3 ▸ 少吃多動就會瘦？

如果是長期減重的朋友，聽到這句話，心情肯定是五味雜陳的。事實上，這是過度簡化的說法，我並不建議少吃，原因如前，避免減重掉肌肉，而也太不人性了，如果一種方法讓人難以堅持執行，終究會破功的話，我建議一開始就不要嘗試。**選擇食物比飲食量更重要，假如吃下正確的食物，不但不增加脂肪囤積，甚至還會增加身體的代謝率，愈吃越容易瘦。**

而「多動」也是一個大家常有的迷思，有些人的挫折點就在這，「我都有規律運動啊！不曉得為什麼體重還是降不下來？」原因是身體是有慣性的，慢性低強度的運動，身體很容易就適應了，而且在飲食不改變的情況下，很難單純依靠運動瘦身。

如果真想減重，先記住一個比例，飲食七分，運動三分，要打破慣性，飲食的改變更重要，其他因素還有睡眠、排便、作息等。在有好的飲食原則前提下，這時增加合適的運動，就像是乾柴遇上烈火，燃脂效果可以大大加分。

迷思 4 ▸ 天生就胖很難瘦下來？

如果弄不清楚減重的觀念，我們很容易陷入不斷反覆

的減重，好像減了一些，卻又不斷的復胖，這樣的情況會不斷打擊我們的自信，最後得到的結論是「算了，我不想努力了，大概有些人就是天生肥胖吧。」

然而這是事實嗎？瘦子與胖子難道真的是基因註定的？經過很多的研究發表和臨床的實證，我可以肯定的說，沒有天生的胖子，即使擁有肥胖的父母，造就肥胖很大原因可能是你從家庭遺傳到不健康的飲食觀念，導致易胖的體質狀態。

中醫向你保證，體質是可以調整的，而近代興起的表觀遺傳學（epigenetics）也同樣提到一點，基因可以受環境調控，只要改變你的飲食選擇、生活型態，或者是矯正體內失衡的賀爾蒙，每個人都可以成功瘦身。

然而，觀念的理解還遠遠不夠，我希望讓你配備最完善的瘦身工具，讓你從心理層面到生活層面，都能夠被支持，充分了解自己適合什麼瘦身方式，而不被坊間的減重方法迷惑。華倫・巴菲特說過：「在錯誤的道路上，奔跑也沒有用。」瘦身藍圖可以讓你避開錯誤的減重方法，它的設計兼顧所有減重的重要因素，卻又不執著於特定的方法。

在本書中只會有實證有效的減重方法，你可以把這些方法看做是工具，面對不同的情境，需要使用不同的工具，而每一個體，也都有自己的使用手冊，假使只專研在方法，而忽略了個體，就如同見樹而不見林。

接下來的單元，讓我們先從心理層面出發，了解是什麼原因阻礙你減重？

1. 減重與其在乎卡路里的高低，更該關注如何提升自己的代謝率。
2. 一昧地挨餓只會落入一個越餓越胖的惡性循環。

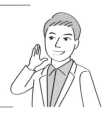

減重好難，
你需要被討厭的勇氣

　　小文是 30 歲的小學教師，有著爽朗的笑聲，大而化之的性格，即使是第一次見面的人，很快就能被她的笑聲感染，縮短彼此的距離，她的好人緣在朋友圈中人人稱道。

　　小文的身材高䠷，有 170 公分，體態以女性來說比較豐滿，大約有 90 幾公斤。一次聚餐中，同行的男性友人說：「小文妳不要吃這麼多，小心太胖沒有人要喔！」

　　小文回答：「我有在減重啊！但是出來玩就是要開心嘛！減重什麼的明天再說。」

　　另一位男性友人說：「妳媽最近不是一直要幫妳找對象嗎？快點瘦下來比較有行情啦！妳看跟妳同年齡的小芳，大學的時候是校花，現在已經是兩個孩子的媽了。」

小文說：「哎，反正我沒救了，一個人也不錯，想去哪裡玩，立刻就能出發。」

「菜都涼了，快點吃吧……」一場聚餐，話題圍繞在小文的身材上打轉，旁人的玩笑話，小文概括承受，心卻痛了不知道幾次……

現代人很難做自己，因為無時無刻都面臨他人的評價，不管是在公眾場合、或是社群媒體上，男性或女性都嚴重被物化，男生要高富帥，女生要白富美。偏偏大家都把過度美化的一面，公布在社群上。有研究指出每天花在社群媒體上時間越長的人越容易有憂鬱傾向。我想世界上最辛苦的事，莫過於活在別人的眼光之下，因為過度在乎所以很痛苦。

回到減重這件事來說，你決定要減重，總是會遇到兩難的處境。假如妳為人媳婦，婆婆煮了一桌好菜，妳吃不吃呢？不吃怕婆婆難過，吃了減重計畫又會延宕。

換一個場景，公司主管請吃飯，一桌食物，都是精緻澱粉，但是主管的好意，你好意思拒絕嗎？

假如你為人母親，家裡的孩子吃飯總是愛吃不吃的，妳又是台灣好媳婦的代表，提倡不要浪費，而孩子剩下的

食物全部都進到妳的胃袋，這樣減重計畫還落實得下去嗎？忙了半天，妳身心俱疲，結果還是沒瘦下來。

面對這些場景，你需要的對策是：**劃清心理界線，試著去屏蔽外在的觀點。**事實上，所有生命中的他人，都是你旅途的過客而已，他們對你的評價就像是廉價的貼紙一樣，你可以決定要不要讓他們貼在身上。

假如對方不是你珍視的人，那麼就不要把他們的評價看得那麼重，與其花力氣去討好他們，不如把力氣省下來給自己真正珍惜的人，只要你不怕被討厭，你的人生會自由很多，減重的執行力與成效絕對會大幅提升。

減重先從「心」開始

我就從心理層面，盤點大家在減重會遇到的問題：

外部問題　希望自己被愛被認同、接納，有歸屬感

人是群居的動物，從上古時期就是如此，我們的祖先互相協助打獵，為了活下去，分工合作，建立社會，創造體制，讓所有人可以免於挨餓，增加集體存活的機率。當整個社會觀點，認為你應該以服從，為團體而貢獻，忽略

掉自己的需求，你需要學習說「不」，拿出自己的力量。

因為現代社會，我們已經沒有那種人類滅絕的恐懼，每個人都可以追求自己想要成為的模樣，不需要他人的首肯，你也不用向任何人交代。**反倒是，你越展現你獨一無二真實的一面，別人會更加地喜歡你。你所需要的只是忠於自己的真實想法。**

在一個寓言故事中，馬戲團裡的小象，從小就被人用繩子拴在一根木棍上，讓牠只能在 1.5 公尺的半徑範圍內活動，因為小象掙脫不了繩子與木棍，然而，當牠長大了，力量已經可以拔樹撼地，可是牠依然認為自己掙脫不了繩子與木棍，所以就安分地待在舒適圈裡。永遠也沒有機會展現自己的真實力量。

內部問題　尋求內在安全感

人們有時候寧願待在痛苦裡，也不願意挑戰未知，因為痛苦可以讓人忍受，可是未知卻讓人恐懼。我們的內在安全感與原生家庭相關，爸爸、媽媽是我們在這個世界上最早接觸的人，他們如何滿足我們的需求，形塑我們長大後與世界的關係。

假如父母能夠健康的回覆我們的需求，這樣的成長經驗，會讓我們對於世界抱持一個開放的心態，保持好奇心，更有意願迎向挑戰；另一方面，假如我們的父母礙於他們的限制，無法即時回覆我們的需求，甚至用打罵的方式，迫使我們壓抑自己的需求，長大後的我們就比較傾向用迂迴的方式來表達自己，遇到衝突容易退縮，這是源於小時候的生存模式。

　　在《創造生命的奇蹟》這本書中，作者從身心靈的角度切入，探討肥胖與心理的對應，從許多個案的狀況，統計出肥胖個案，尤其是下肢肥胖，與童年累積的憤怒有關，也許是沒有得到父母適當的回應，導致成年後，比較容易對環境過度敏感、迴避感受。

　　然而，成年的我們已經平安的長大，可以創造自己的安全感，有能力經營想要的生活模式，必須慢慢認清以及接納一個事實，就是父母也是有他們的限制，無法如我們的預期，適當地回應我們。如今，我們已經成為獨立的個體，雖然童年的傷痕還在，但是，可以選擇超越傷痛，長出自己的力量。

價值觀問題　我值得嗎？自我展現是安全的嗎？

我們的價值觀，通常都承襲自主要照顧者，多半是來自於父母，父母對孩子的評價、說過的話語，會一直烙印在孩子心中，即使成年離家後，他們也形塑成我們的內在父母，時常與我們對話。

假使父母對我們是寬容的，充滿慈愛的，我們會比較能接納自己的錯誤與脆弱。但是，假如我們的父母比較嚴格而挑剔，孩子就會害怕做錯事，在事情發生之後，還會嚴厲進行自我譴責。

展現自我其實是每個人生命的渴望，人人都期待成就更好的自己。但是，我們也會害怕這樣的展現，是否會遭受他人的批評，會不會讓人麻煩。原因是成長的過程中，我們總是在等待父母的肯定，而不敢允許自己獨自做出決定。

此時是時候重塑內在父母的時候，我們可以選擇用慈愛的態度來對待自己，沒有逼迫，沒有批評，給自己一個允許，成就更美好的自己，這是在減重上很非常重要的環節。

與自己溫柔的對話

強大的內在力量，可以幫助你達成任何目標（包括減肥），我經常向來診瘦身的患者分享幾個強化內在力量的方法，為他們加油打氣。

方法 1　尊重自己的需要，永遠以自己為優先

這不是要你做個自私的人，而是要你認知你的需求很重要。

減重是為了成就更美好的自己，當然應該排序在前面。假如你遇到兩難的情況，例如：公司聚餐，你可以撒個無傷大雅的小謊，像是「最近身體不適，醫師告知說不能吃太油膩」，假如家中的長輩，要你多吃一些，你可以表達感謝給對方，但是，清楚的告知，自己正在為了健康而調整飲食，能不能請對方協助，或是乾脆自己動手料理。

方法 2　練習從正面的角度自我對話

如果你正在準備一場報告，身為主講者，開場前非常緊張，也可以轉念。過去，也許你習慣對自己說：「完蛋了，我好緊張，等會說不定會忘詞。」現在你可以這麼對自己說：「是的，我很緊張，因為我很在乎這一場報告，

這個緊張一部分是由於我很興奮，在這個場合，讓我有機會把自己的想法傳遞出去。」同樣的事件，用不同的方式詮釋，是不是健康正向多了呢？

方法 3 找出自己的成功經驗

每個人成長的歷程一定都有一些成功經驗，不需要是多大的成功，也許只是得到一張獎狀、修完一個學程或是成功的演奏一首曲子。這樣的經驗與心態，都可以移轉到減重這件事情上，相信自己只要努力，就能一步一步的接近目標。

尼采曾說過：「知道為何？承受任何。」

當你知道減重的目的，是為了成就理想的自己，你就可以克服一切的阻礙，包括承受別人的評語，事實上他人的評價一點也不重要，有人就是喜歡說三道四，你跟他認真是沒有意義的。

你真正需要在乎的是你的自我評價，你要給自己完全的支持，溫柔地對自己說話，而且相信你絕對有能力成就美好體態。

開箱坊間減重法，
魔鬼藏在細節中

　　社區的一群媽媽們相約進行 168 輕斷食減重，在沒有人指導的狀況下，大家各自進行，並且在 Line 的群組回報成果。一個月後，30 個人的社團，有 5 個人成功減重 3 公斤以上，而大部分的人，體重持平，甚至有人比減重前更重。

　　社團裡對於 168 開始有不同的評論，有人說：「那沒有用啦！我執行了一個月，體重一點動靜也沒有。」

　　也有人說：「我很堅持的落實，而且還把最喜歡的麵包戒掉了，瘦下 3 公斤。」

　　看到這裡，你覺得 168 有沒有用呢？

　　在我協助減重的個案中，也經常有人問我，為什麼執

行某些減重法，結果一點體重都沒有減呢？事實上，不是方法沒用，魔鬼藏在細節中，可能是你沒弄清楚操作條件。

減重最讓人挫折的一句話就是：「我已經很努力了……」。心理學有個名詞叫作「習得無助」，指的是當人受到接連不斷的挫折，感到自己的無能為力，對環境無法控制，也對未來要發生的事情無法預測，進而表現出一種絕望的感受。套用在減重的情境，很多朋友就是因為無論如何努力也改變不了體重，決定放棄努力，甚至開始報復性飲食，讓體重變得更加失控。

每個人的學習歷程和家庭習慣不同，因此有各自的盲點或是誤區。

例如，我曾經遇到減重的個案說她執行低糖飲食已經三個月了，可是只有前兩週降了 1.5 公斤，後來兩個多月體重都停滯，後來才知道，她雖然少吃澱粉但是非常愛吃水果。從小到大，她的母親總是準備吃不完的水果，導致她吃水果完全沒有節制，然而，高甜度的水果攝取過多，一樣是會胖的。

面對減重沒有效這件事，我們需要的是「自省力」，檢討自己到底有沒有用對方法，有什麼細節是被我們忽略的？

熱門減重法大解析

　　瘦身藍圖融合了坊間許多減重方法，唯一堅持重要的減重訴求，就是健康減重不傷身。以下我們來盤點目前坊間流行的減重法，它們各自的核心減重概念，以及容易被忽略的盲點：

● 減糖飲食法

　　減糖飲食法或稱為「低碳水飲食」，它的概念是減少日常生活中碳水化合物的攝取量，並增加蛋白質和優質油脂的攝取，飲食中減少精緻糖類，可以穩定血糖，避免血糖大起大落伴隨產生的飢餓感，穩定的血糖讓胰島素不會過量分泌，因此脂肪不容易囤積。然而，很多人誤以為減糖就是要限制熱量，糖減了，蛋白質的量卻也跟著減了，導致身體的肌肉量流失，體重下降一點，很快就遇到停滯，接著體重又快速反彈。

　　另一個盲點是，減糖過程中牛奶和起司沒有限量，牛奶和起司雖然也屬於蛋白質，但是，乳品內含一種賀爾蒙 IGF-1（Insulin-like growth factor 1）稱作類胰島素生長因子，與胰島素的生理功能類似，有刺激脂肪囤積的效果。因此，攝取過量的乳製品，反倒容易變胖。最後是執行層

面的問題，有些認真的朋友，連續減糖超過 10 天，不只
精緻糖類不吃，連五穀根莖類也不吃，雖然體重有降下來，
但是非常考驗意志力，少了一點彈性空間，當遇到親友聚
餐的日常時刻，總面臨一番天人交戰。

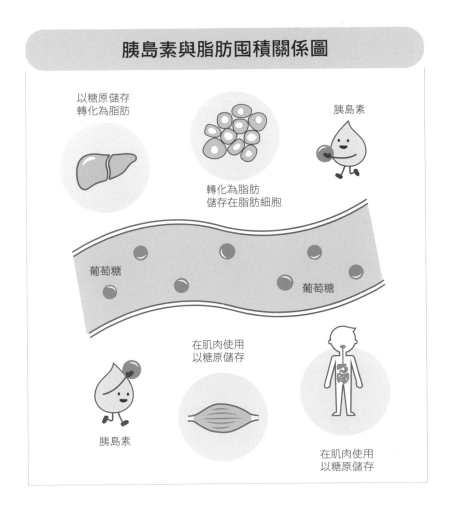

胰島素與脂肪囤積關係圖

以糖原儲存
轉化為脂肪

胰島素

轉化為脂肪
儲存在脂肪細胞

葡萄糖

葡萄糖

在肌肉使用
以糖原儲存

胰島素

在肌肉使用
以糖原儲存

● 生酮飲食法

「生酮」的意思就是生成酮體，很多人會認為生酮飲食類似減糖飲食，其實生酮飲食的限制更加嚴格，為了創造以脂肪為主要的熱量來源的身體狀態，必須將每餐的醣分攝取限制在 20 克以內，（這裡的醣分指碳水化合物扣掉食物纖維的量），三餐總醣分必須在 60 克以內，才有機會讓身體啟動以酮體為能量來源的代謝路徑。

怎麼驗證這個狀態呢？可以測血液中與尿液中的酮體濃度是否上升？而人的主觀感覺會變得比較不容易疲倦，因為身體正使用脂肪當作能量來源。

生酮飲食的特色就是要吃大量的肉類和蔬菜，很多人只注意要多吃肉，而忽略了蔬菜，造成減重過程，體內的發炎指數過高，產生有口臭、口角炎、便秘、痤瘡或是掉髮增加的症狀。

所以，健康的生酮飲食每餐蔬菜的比例一定要大過蛋白質，才能確保攝取足夠的膳食纖維以及必要維生素。

目前推廣生酮飲食的學者都建議生酮飲食進行最長不要超過一個月，另外，糖尿病、肝臟、腎臟病患者都必須先諮詢過醫師，在醫師同意下進行。

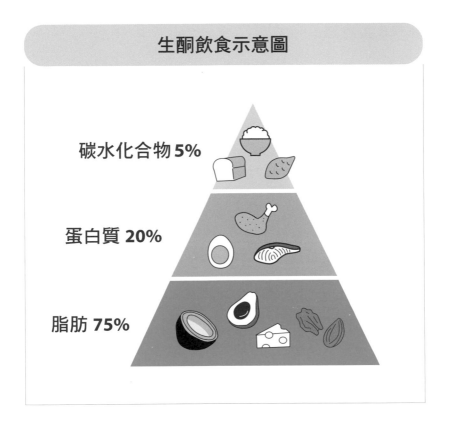

生酮飲食示意圖

碳水化合物 5%

蛋白質 20%

脂肪 75%

　　生酮飲食在執行面的難處就是要吃大量的肉食，以亞洲人來說，以五穀根莖類為主食是主流的飲食文化，必須要重新習慣新的飲食狀態，然而，對外食族群來說，困難點在於比較難找到提供大量肉食的餐廳，要不就是伙食成本太高了，生酮飲食相對適合時間充裕，可以為自己料理三餐的族群。

● 168 斷食法

　　所謂的 168 是指正餐在 8 個小時內用餐完，剩下的 16 個小時維持空腹狀態。這是根據研究發現斷食超過 12 個小時，身體儲存的醣會使用殆盡，開始以脂肪作為能量來源。

　　然而，具體在執行方面還是有許多要注意的重點，8 小時吃完正餐，並不是指 8 小時一直都在吃，假如這段期間零食點心不斷地放進嘴巴，就會抵銷掉斷食的效果。

　　另外，**食物的選擇也很重要，要配合以原型食物少加工的食物為主食，才能讓我們的血糖盡量穩定，減少斷食期間的飢餓感。**

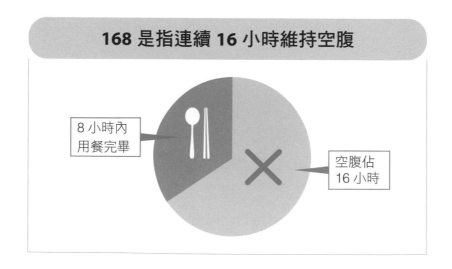

168 是指連續 16 小時維持空腹

8 小時內用餐完畢

空腹佔 16 小時

有很多執行 168 的朋友,以為只要掌握斷食時間,就可以想吃什麼就吃什麼。然而,假如用餐期間吃了許多加工食物的話,我們的血糖就容易忽上忽下,伴隨而來的飢餓感會讓斷食期間特別難熬。

所以,若你想選擇 168 飲食法,是有訣竅的。我建議,在時間的選擇上,可以安排早午餐 168 的方式:

1‧早上 08:00 吃早餐

2‧在下午 14:00 前吃完第二餐。

也可以選擇午晚餐 168:

1‧午餐在 11:00 吃

2‧晚上 19:00 前吃完晚餐

有一個重點提醒是,晚餐不宜離睡前太近,太晚吃不但會影響睡眠品質,腸道中未消化完的食物還會造成血糖不穩定,反而容易形成脂肪。

需特別注意的是,在執行 168 期間,有些人會強忍飢餓感,這是最糟糕的狀態,因為大腦會傳遞訊號,告訴你的身體現在正面臨飢荒,身體就會努力保存能量,更加難以燃脂。實際上有些小技巧可以減緩飢餓感,例如喝一些不加糖的咖啡、茶,或是一湯匙的優質油品,可以提供身體能量,又不刺激血糖上升。

常見減重法的盲區

坊間常見減重法	減糖飲食法	生酮飲食法	168斷食法
操作盲區	未攝取充足蛋白質。	只注意要多吃肉，而忽略了蔬菜。	強忍飢餓感。

以上列舉的是坊間比較常被提到的減重法，其他衍生出來的方法還有各種斷食減重、蛋白質飲食法、原始人飲食法，也有針對飲食比例的 211 餐盤減重，其實背後的原理是類似的，只是各自從飲食的「時間」、「種類」、「比例」切入。

在減重之前，我們需要了解減重方法背後的原理，瘦身藍圖的設計，就是要幫助我們找出盲點，搭配 PDCA（專案管理）的方法，每週檢視自己的狀態並記錄變化，讓我

們成為身體的主人。能夠即時發現問題也能夠快速做出調整，這當中就展現出足夠的自省力，當你越熟悉這個流程，維持健康體重就不再困難，生活也可以有多一點自由的空間，總結成一句話：「你有多自律就有多自由。」

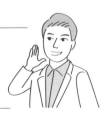

TIPS

減重心理層面相當重要，是減重計畫是否能堅持下去的關鍵。你需要強化內在力量，以自己為優先，學習從正向的角度自我對話。

萬法不離其宗，
啟動燃脂的關鍵

「500 大卡的蛋糕與 500 大卡的牛排，吃哪一個比較胖？」

你能在 3 秒內回答出來嗎？答案是蛋糕。

假如你仍有些困惑，可能是因為你的大腦還存有關於卡路里的迷思。即使同樣的卡路里，牛排與蛋糕吃下肚，會造成不一樣的結果，前者會幫助你燃脂，後者則會讓你囤積脂肪。

在上一個單元中，我們分析不同的減重飲食法，發現雖然各家方法切入減重的面向不同，但背後的目的是一樣的，就是透過飲食習慣的調整來啟動燃脂，這個章節我們就來聚焦啟動燃脂的關鍵。

啓動燃脂的關鍵——控制血糖與胰島素

燃脂從字面上來看就是燃燒體脂肪，但是脂肪是身體的高能量單位，容易囤積卻不容易燃燒，當身體需要能量，會優先使用血糖和儲存在肌肉和肝臟的肝醣。

打個比方會比較好理解，把血糖和肝醣想成錢包裡的百元鈔，而脂肪是千元鈔，一般進到超商買東西，都是百元鈔流動比較快，只有當百元鈔使用完了，才會把千元鈔拿出來使用，換言之，假如我們要讓身體開始使用脂肪，必須讓血糖維持在較低的水平。

那胰島素又是怎麼一回事呢？胰島素通常伴隨血糖同步升高，當我們吃完一餐飯以後，食物經過層層消化道的關卡，與消化液混合，成為食糜，最後在我們的小腸吸收，經過肝門靜脈循環，小分子的單醣會進入血液中，這個過程血糖值就逐漸升高，目的是為了給全身各處的細胞輸送養分，而血糖要順利進入細胞，需要胰臟的胰島細胞分泌胰島素，好讓糖分順利進入細胞被利用。而多餘的糖，則會被轉換成身體的脂肪。

以上簡單的描述血糖與胰島素的關係，這個機制在人類大歷史中從未改變，它幫助我們石器時代的祖先，可以在荒野中存活下來，打獵維生的人類先民，經常是吃一餐

飽一餐，但不曉得下一餐在哪裡。藉由胰島素的機制，身體把多餘的營養，以脂肪的形式囤積在脂肪細胞中，假如食物短缺的時候，可以燃燒供身體利用。

那時候是人們以肉類為主食，比較耐得住飢餓，可以維持長時間不進食的狀態。但自從人類歷史過度到下一階段的農業時代，一切都不一樣了。

農業時代開始有肥胖問題出現

農業時代的開啟，大約是距離現在一萬年前，人類定點耕種生產糧食，逐漸可以自給自足，不需要在荒野中死命地追逐獵物，甚至還有餘糧可以囤積，以應付寒冬。這時候的主食從肉類變成五穀類，用餐的時間也開始變得固定，祖先們騰出為食物傷腦筋的時間，來發展工業、建築以及交通運輸等等，自此文明開始快速發展。

隨後到了 18 世紀後半，工業革命帶動生產力大幅提升，食品加工業跟著進步，食物變得越來越多元，精緻化穀物與砂糖的生產，讓人們對於口慾的追求不再走回頭路。對於糖分上癮，導致各種文明病相應而生，肥胖、糖尿病、高血壓、心血管疾病，甚至老人痴呆症。

● 精緻食物造成血糖控制不穩

　　越精緻的食物，內含的膳食纖維越低，其實容易寵壞我們的身體，讓腸胃不需要一層又一層的做工，就能夠輕易地獲得熱量。像是白飯、白麵包、白吐司這一類的主食吃下肚，人的血糖馬上就會飆升，開始變得疲倦，不太想動，隨後血糖又大幅下降，讓人產生睡意，這稱為機能性的低血糖，有些頭痛與這個原因相關。如果還留有學生時期的印象，可能會記得，下午第一堂課是最難熬的，精神不容易專注，非常的嗜睡，有些人還會感覺到腦後脹痛。

　　如果經常拿這些精緻食物餵養我們的身體，就會養出易胖體質，血糖像是雲霄飛車一樣，一下過高，一下又過低。

高糖精緻食物	低糖原型食物
白米飯、白麵條、白麵包、白吐司、蛋糕、甜甜圈、餅乾、冰淇淋、含糖飲料等	糙米、五穀米、蔬菜、雞蛋、豆腐、瘦肉、海鮮、蘋果、芭樂等

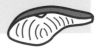

通常食物進入腸道，腸道菌會分泌腸秘素經由血液傳導到大腦，產生吃飽的訊號，偏偏高糖分食物讓這個訊號傳遞變慢，所以，人一不小心就可能吃得太飽，隨後的血糖快速下降，又容易因為過度飢餓而大吃一頓。另外，血糖的劇烈變化也讓人的脾氣容易暴躁，這時候特別容易生氣。

假如你吃下肚的是低糖的原型食物，又會有什麼發展路徑呢？首先，血糖上升緩慢，很快就有飽足訊號傳送到你的大腦，而且可以延續很長的時間，才緩緩的下降，你的情緒也比較不容易大起大落。正是因為這樣穩定的血糖，讓你的胰島素分泌量保持穩定，身體脂肪不容易囤積，更利於燃脂。

● 肥胖賀爾蒙——胰島素

胰島素又被稱作是肥胖賀爾蒙，會促進體脂肪的囤積，假如身體有過多的血糖，就會被轉化成三酸甘油脂（又稱作「中性脂肪」），儲存在脂肪細胞中，血液中高濃度的胰島素不但會促進脂肪合成，也同時會抑制分解，所以只要持續攝取精緻糖類，就很難成功減重。

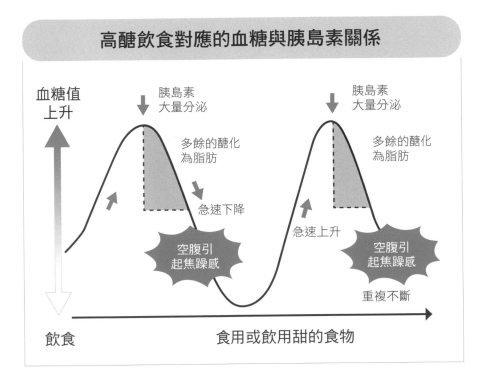

高醣飲食對應的血糖與胰島素關係

血糖值
上升

胰島素
大量分泌

多餘的醣化
為脂肪

急速下降

空腹引
起焦躁感

急速上升

胰島素
大量分泌

多餘的醣化
為脂肪

空腹引
起焦躁感

重複不斷

飲食

食用或飲用甜的食物

● 胰島素追加分泌導致肥胖

　　追根究柢，胰島素作用機制並非是讓人類發胖，而是對抗饑餓，好讓我們石器時代的祖先可以吃一餐撐好幾餐。在正常的情況下，身體會 24 小時少量的分泌胰島素，這就是所謂的「基礎分泌」，然而一旦吃進大量的精緻糖類，血糖就會快速飆升，這時候就會「追加分泌」超過基礎分泌數十倍的胰島素，最終導致肥胖。

相對的，在石器時代的祖先們，以肉類為主食，不論攝取多少蛋白質和脂質，血糖都不會上升，因此不會造成胰島素「追加分泌」，所以與肥胖絕緣。精緻糖類飲食對應的血糖與胰島素關係，可以見上圖。

看到這裡，我們歸納出要燃脂減重，必須設法控制血糖和胰島素。有什麼對策呢？我們可以效法祖先，回到精緻糖還沒被發明的年代，那時候的主食是以原型食物為主，沒有過多的加工，自然不會讓刺激血糖快速上升，血糖的水平得以維持在穩定的區間內，有利於燃脂，不同血

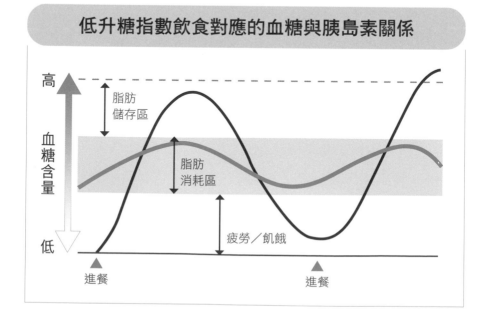

低升糖指數飲食對應的血糖與胰島素關係

高

血糖含量

低

脂肪儲存區

脂肪消耗區

疲勞／飢餓

進餐

進餐

糖曲線圖與燃脂關係的比較如上圖。

　　就這張圖來看，如果要極大化燃脂效率，需要設法讓身體處在脂肪消耗區久一點。除了要注意食物的選擇，還可以透過拉長空腹時間，以維持血糖與胰島素在比較低的水平。

　　現在你已經掌握了燃脂的關鍵，所有坊間的減重飲食法，無論有多花俏都以燃脂觀念為核心，再回到開頭的問題，500 大卡的牛排與 500 大卡的蛋糕，你是不是更徹底明白，他們吃下肚的差異了呢？

透過食物的選擇和拉長空腹時間，可以穩定血糖和胰島素，啟動身體燃脂開關。

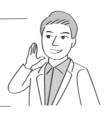

1-5

瘦身藍圖：
全方位的減重思維

「當你手中拿著槌子，看什麼都成為釘子。」查理·蒙格這麼說，當你用單一思維模式看待事情的時候，很有可能會有很多盲點，畢竟這個世界，許多事情都不是靠單一思維在運作。套進減重也是一樣的，許多朋友聽到一個名人背書的減重方法，不管三七二十一，馬上就運用在自己身上，也沒有評估自己適不適合，沒用倒也還好，更糟的是，讓你在糊里糊塗的狀況下減了一些體重，可是完全不清楚背後的機制，很快地又復胖，陷入一個無限循環。

然而，這樣的經驗，容易讓人無法忘懷，甚至把它當作唯一適合自己的方法。也許方法是有用的，只是我們沒有評估自己的身體狀態是否與當時不一樣，身體狀態是減重必須納入考慮的重要因素。

瘦身藍圖的 11 個板塊

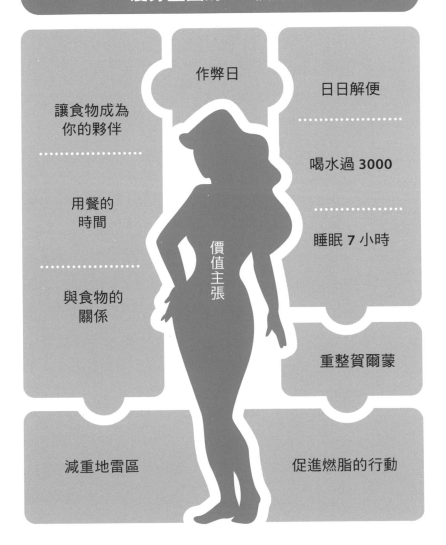

作弊日

日日解便

讓食物成為
你的夥伴

喝水過 3000

用餐的
時間

睡眠 7 小時

價值主張

與食物的
關係

重整賀爾蒙

減重地雷區

促進燃脂的行動

《瘦身藍圖》是融合多元思維模式的減重指南，從個人的飲食、作息、心理，甚至內分泌系統來全面體檢，期待協助你一眼看出個人減重的關鍵，並且在體重停滯的時候，能夠幫助你揪出重點原因，打破減重停滯期，回到快速燃脂的軌道。

減重心理層面

　　瘦身藍圖總共有 11 個板塊，中央最核心的部分是**價值主張**，它代表你的減重宣告，在減重之前，你應該明確了解，為何而減，你最終想擁有什麼樣的生活品質，釐清目的才能堅持，每當在減重過程遇到挫折，請你回顧一下價值主張，它會幫你成功地度過，就我臨床的經驗發現，那些抱持明確目標的減重朋友，每週減下的數字，比起其他的人就更加可觀。擁有明確目標，絕對能讓你減重更有效率。

　　價值主張之下，是**減重作弊日**，每當有原則地連續減重 5 到 6 天可以享有一天作弊日的福利，在這一天可以沒有罪惡感地享受美食，平衡身心，作弊日的制定是為了避免平日飲食失控，而在學理上，身體會因為長期太過嚴格的減重方式，促使壓力訊號產生，導致燃脂效果下降，而

有計劃地放縱，可以騙過大腦。經過作弊日以後，身體會再度有效率的燃燒脂肪。

減重飲食層面

與飲食層面相關的包含左側 3 個板塊，分別是：

「讓食物成為你的夥伴」

「用餐的時間」

「與食物的關係」

在這些章節，我希望幫助你重新建立與食物的連結，你吃飯的時候會同時看 3C 產品嗎？食物本來該成為滋養我們的存在，大多數的人卻不重視用餐的品質，隨意地對待食物，與食物不良的關係也有可能是促成肥胖的原因之一。

我希望提倡一個正念飲食的觀念，**用餐的時候專心的感受食物，不看 3C、不滑手機，慢慢的咀嚼，放慢速度，身體才能充分的利用食物**。也容易有飽足感，避免飲食過量。

在之前的單元，我們盤點過時下最流行的減重飲食方法，有減糖飲食、生酮飲食、168 斷食法，也瞭解這些飲

食方法的背後的運作邏輯其實都類似，就是要增加身體的燃脂效率，只是用不同的方式切入，減糖飲食和生酮飲食是透過飲食種類的選擇，而 168 斷食是透過飲食時間的調整。

所以，我把飲食選擇相關的內容，納入「讓食物成為你的夥伴」，在這些單元，我會分享飲食的大原則，而各種斷食法背後的運作機制，對你而言又該如何選擇，屬於「飲食的時間」這個板塊，你可以依照你的生活作息來決定合適你的飲食時間。

這本書中建議的飲食都以「原型食物」為主。以碳水化合物為例，包括膳食纖維和糖類的組成，前者是食物中難以被人體消化的纖維質，幾乎沒有熱量也不會升高血糖，這存在於許多原型澱粉當中，例如：糙米、地瓜、豆類，而後者是被加工純化的糖分，吃了只會空有熱量而已。所謂的原型食物就是接近天然無加工的食物，是能夠增加人體代謝的食物，也是減重朋友最適合的食物選擇。

透過閱讀飲食面的 3 個板塊，希望真正的幫助你改變與食物的連結，讓食物成為你減重的夥伴，減重不需要挨餓，能夠讓你沒有罪惡感地吃到飽，還可以幫助你提升身體的燃脂效率，關於更詳細的內容，我們會留待第二部執

行層面再仔細闡述。

減重作息層面

瘦身藍圖的右側 **3 個板塊，分別是「日日解便」、「喝水過 3000」、「睡眠 7 小時」，這 3 個板塊是每日必須要檢測的 3 個環節。**現代人工作壓力大，工作久坐，少運動，便秘的族群還不算少數，有一些嚴重的便秘的族群，甚至一個禮拜才上一次廁所，這會導致宿便留在身體太久，身體容易水腫，嚴重口渴的狀況，也影響身體水分的利用率。從腸道生態來看，便秘讓腸道充滿壞菌，使得人容易有飢餓感，脂肪更容易囤積。

一般人建議的飲水量約為體重（公斤）乘以 30c.c.，但是，要減重的朋友，最好乘以 40c.c.，如果可以喝到 3000 c.c. 以上更好。喝水可以增加排汗和排尿，藉此提升代謝率，適當喝水能夠增加飽足感、減少飢餓感，喝水的時間很重要，建議一早起床後，兩餐之間都要盡量喝水。

睡一晚好覺絕對是幫助減重的大重點，睡眠品質的好壞跟減重的效率有關，有研究睡得差，長久下來壽命會縮短，而就減重而言，**7 小時的優質睡眠，可以幫助燃脂**

300 大卡。不僅如此，睡眠品質差，會讓人更容易有飢餓感，不自覺就飲食過量。

這 3 個板塊相關的內容單元，收錄在第三部 Check 檢核面，每天檢核喝水、排便、睡眠，可以讓我們燃脂效率維持高點，也可以避免身體的發炎，當身體處於慢性發炎的狀態，首當其衝影響的就是我們的賀爾蒙，減重停滯的原因，也跟賀爾蒙脫離不了關係。

減重內分泌層面

面臨體重停滯的情況，是許多減重朋友最容易放棄的時刻，而大多數的原因都是賀爾蒙水平出現問題。在賀爾蒙重整計畫這個板塊，可以協助你揪出身體作怪的賀爾蒙，教你如何因應這些狀況，讓這些賀爾蒙回到原廠設定。

只要找出原因，對症下藥，問題一旦被移除，體重又能回到下降的軌道。在相關的單元，我會提到中醫如何處理賀爾蒙失衡，並分享如何藉由飲食、睡眠或是生活習慣的調整，來重整我們的賀爾蒙狀態。

最下方的 2 個板塊，左側是「**避開減重飲食地雷區**」，右側是「**促進燃脂的行動**」。飲食地雷區的部分，我會列

舉減重你必須避開的食物，有些食物是顯而易見的，但是有些食物可能會讓你意外。飲食的原則相當重要，每天差異一點點，長久下來減重的成效就會天差地遠。如果日常生活中可以減少觸碰到減重地雷區，一定會對你的減重成效大大加分。

「**促進燃脂的行動**」這個板塊提到提升新陳代謝的 5 大推手，這是身體中幫助我們減重的盟友，要提升代謝、促進燃脂，我們就要與這些朋友合作，他們分別是肝臟、腎上腺、甲狀腺、腦下垂體以及你的身體組織。這個板塊對應的單元列舉許多可以增加燃脂效率的方法，包括運動、壓力管理還有飲食的選擇，讓你與這 5 大推手充分合作，享受快速燃脂的節奏。

以上就是整份瘦身藍圖的全貌，熟悉這張藍圖後，你就不會輕易被華而不實的減重法迷惑。在減重過程中，更清楚了解身體當下的狀態，最需要做哪些即時的調整。本書的終極目標，是給你一張體態自由的門票，讓你不再為體重煩惱，不管是體重上升或下降，你都明白原因，了解依循哪些原則，又可以回到健康體態，你可以將騰出來的時間、心思，投注在你真正嚮往的理想生活。

將下來就讓我們開始深度探索這張藍圖吧！

價值主張：
明確的目標與動機

　　我觀察門診的減重病人，有些人減重的成效快速，有些人卻經常性的停滯，仔細的查核到底他們的差異是什麼，我發現有一個最大的原因，減重快速的這群人，他們的減重動機比較強烈，而另一群體重經常停滯的朋友，則是因為他們動機並不明確，或著說他們並不能清楚的在腦海中建構自己的理想模樣。

　　《失落的致富經典》這本書中有一句名言：「效率來自做事抱持著願景。」如果我們在心中，可以明確地描繪出自己的理想藍圖，就更有機會達成目標。

你想追求什麼樣的人生？

　　這真的是一個大哉問，多數人不知道自己要的是什

麼？我提供你一些選項：自由自在的、豐盛的、充滿愛的、快樂的、精力充沛的……，看到這些詞彙你是不是比較有感受呢？如果你並不經常感受到這些正向情緒，你需要檢視自己的生活，以免偏離你重視的價值。價值主張，是你對於人生的一個宣告，通常跟你的感受深度連結，你可以把它濃縮成一句話，寫在你的記事本或是手機內，以時時提醒自己。

減重之後，擁有自己的美好體態，也是美好的人生的一環。**我建議你也嘗試把動機寫下，當你疑惑該不該繼續努力的時候，可以回顧一下，重新帶給你堅持的力量。**

分享幾個案例，50 歲的方姐，她來看診時明確的告訴我，想要穿上合身的套裝，參與女兒的大學畢業典禮，當時距離典禮的日期不到 4 個月，而她想要瘦下 10 公斤。為了這個目標，她決定為自己帶便當，盡量避開外食的地雷食物。因為她的堅持與努力，不到 3 個月的時間就達成了目標，開心之餘，又把目標往前調整，想瘦回大學時期的體重。

另一個案例是 26 歲的小馨，她即將在年底舉辦婚禮，希望能夠美美的踏上紅毯，接受親友的祝福，也為自己創造一輩子難忘的回憶，當時她的體脂率是 38％，因為她平

常的工作壓力比較大，經常是甜食、飲料來者不拒，然而，比起終身大事這個重要的人生里程，她毅然決然的把這甜食飲料都戒了，改成無糖的茶或開水，半年之後體脂順利降到 26％。她告訴我，站在婚禮舞台的那一刻，她就是世界上最美最幸福的女人。

利用黃金圈法則，釐清目標方向

賽門・西奈克提出黃金圈法則，用一個簡單的同心圓，說明知名的企業以及偉大的領導者，如何傳達他們的品牌理念。這個三個同心圓，分別是：

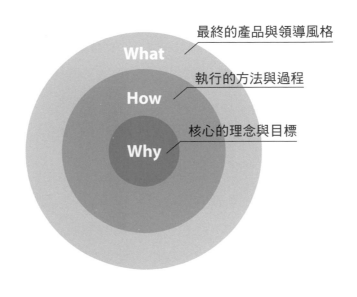

同樣的概念，也可以運用在個人減重上，我稍微修改編排後，為你設計了 3 個問句，在減重前你可以思考後把它們寫下：

Q1 ▶ **Why 我為什麼要減重呢？**

可能有個明確刺激你的動機，也許還伴隨一些情緒感受，你可以據實地寫下來。例如：穿衣服好看、減少健康赤字、提升精神體力、讓自己更有自信……。

Q2 ▶ **What 我理想中的自己是什麼樣子呢？**

這是最終想成為的理想形象，而且是具體可以達到的。參考方向：體態美好的、魅力的、活力充沛的……。

Q3 ▶ **How 要成為理想的自己，需要做哪些改變？**

例如：小馨就戒掉最愛的飲料，也增加運動的時間，你可以檢視自己的生活，有沒有立即可以改進的方向，或是參考「避開飲食地雷區」和「促進燃脂的行動」相關的單元，你會更有概念。

重塑自我形象的 6 個步驟

　　有些門診的個案告訴我，即使訂下目標，也清楚自己有哪些壞習慣，還是一再的陷入惡性循環當中，不斷的犯錯。這讓我想到，過去有一本暢銷書《秘密：吸引力法則》，書中提過一個案例，如果你想要擁有 100 萬，你就把 100 萬的支票，放在天花板上，我不知道有多少人真的這麼做，而且夢想成真，只是就我與我所認識的人，通通都不是那個幸運兒。事實上，光是有目標，或是正向的自我暗示還不夠，這個時候你還需要重塑自我形象。

　　自我形象是「我是什麼人的自我概念」，他是從對自己的信念中建立出來的。提出重塑自我形象這個主題的麥斯威爾‧瑪爾茲博士，他本身是一位整形外科的醫師，他發現許多病人，即使為他整了一臉美麗的五官，仍然覺得自己不夠漂亮，後來，他體悟到問題的癥結不在五官的好壞，而是這些病人自卑、鬱悶的情緒，為自己塑造一個不美麗的自我形象。因著這個理解，他寫了一本書《改造生命的自我形象整容術》，提倡可以透過重塑自我形象，來改造自己的命運。

　　重塑自我形象，是改變你對自己的評價、觀點還有心靈的想像，接著將會產生神奇的結果，不僅止於外在容貌

的轉變，還有充滿成就感的自我實現，這個過程需要經過
幾個步驟：

步驟 1 自我接納

　　**是全然的接納自己，包括所有的優點、缺點、脆弱、
失誤，了解你不等於你的缺點。**自我要求高的人，會把過
多的心思關注在自己的缺點上，而放大它，這些人通常是
不快樂的，主要的感受是自卑和挫折。

　　持平而論，幾乎九成以上的人都體驗過自卑的情緒，
剩下的一成應該是少根筋。然而，自卑並不是不好，懷特
兄弟因為看到小鳥在天上飛翔，心生嚮往所以發明了飛
機，只要我們用不同的態度來詮釋我們的不足，它能成為
你進步的動力。

　　譬如體態這件事，在不同的時代有不同的觀點，漢代
流行趙飛燕的纖腰，唐代流行楊玉環的豐腴，即使一樣的
人，處於不同的時代或是國家，都會遭遇不同的評價。所
以，別管他人的評價了，你必須告訴自己，你很美，只是
想體驗不同的形象。

步驟 2 **療癒自我**

　　嚴厲的自我評價，就像如同在心上的刀傷，即使不流血了，仍然還是有疤痕隱隱作痛。我們的價值觀來自於父母、朋友、社會，越親近的人對我們影響越大，然而，若一句話一直令你受傷，一直在腦海中反覆想個千萬次，就等於自殘了千萬次。

　　要療癒自己，必須學習寬恕，比起寬恕他人更重要的，是寬恕自己，寬恕那個嚴格自我鞭打的自己，我們都期待更美好的人生，但是過度嚴厲無法到達目標。

步驟 3 **換一個成功者的形象**

　　你必須有足夠的自信，相信自己有能力達成目標，並開始用不同的觀點來觀察自己，放大自己的優點。如果過去有一些成功經驗，不論多微小，像是第一次自己繫鞋帶、溜冰、騎單車，都可以正向增強你的信心，幫助你成功完成目標。

步驟 4 **放輕鬆**

　　要讓心中的自我形象實現，你需要放輕鬆，放鬆後創造力才會源源不絕，譬如許多傳世的作品都是在作家處於

輕鬆的狀態下創作出來的，過於緊繃會扼殺創造力，也比較容易疲勞。**就減重而言，每週量一次體重即可。**很多減重的朋友，每一天都量體重，其實這樣緊抓著體重容易讓自己壓力過大，身心過於疲勞，反而會降低燃脂效率。

步驟 5　感恩

任何你在重塑自己過程中，接收到他人給予的幫助，都可以感恩，或是自己完成的小小里程碑，已可以肯定自己，感恩是一個高頻的能量，會傳遞給宇宙，讓宇宙給你更多，這樣正向的回饋機制，絕對能幫助你更順利成功。

步驟 6　耐心

當一切準備就緒，你改變了自我的形象，也對自己有更多的肯定與欣賞，那剩下的只是時間的問題。你只需要多一點耐心，等待你心中的藍圖被實現。

以上就是重塑自我形象的 6 個步驟，也是吸引力法則能夠成功運作的背後關鍵。每個人心靈深處都想要更值得的人生。當你清楚的寫下你要什麼，這就是你的價值主張，也等同向宇宙下了訂單，宇宙的法則是凡丟出去的必有回應，只要你持續的行動，宇宙會提供你一切達成目標的幫助。

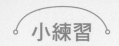

小練習

釐清減重的目標與動機，在你的筆記本或手機內，寫下你的價值主張，意即你希望的美好體態以及理想生活的模樣，並且利用重塑自我形象的方法，從內而外地重新打造自己。

~~~~~~~~~~~~~~~~~~~~~~~~~~~~~~~~~~~~~

~~~~~~~~~~~~~~~~~~~~~~~~~~~~~~~~~~~~~

~~~~~~~~~~~~~~~~~~~~~~~~~~~~~~~~~~~~~

~~~~~~~~~~~~~~~~~~~~~~~~~~~~~~~~~~~~~

~~~~~~~~~~~~~~~~~~~~~~~~~~~~~~~~~~~~~

~~~~~~~~~~~~~~~~~~~~~~~~~~~~~~~~~~~~~

~~~~~~~~~~~~~~~~~~~~~~~~~~~~~~~~~~~~~

~~~~~~~~~~~~~~~~~~~~~~~~~~~~~~~~~~~~~

~~~~~~~~~~~~~~~~~~~~~~~~~~~~~~~~~~~~~

減重子彈筆記，
一步步成就你的美好體態

　　40 歲的小儀是網路公司的主管，長期在大陸工作，因為新冠疫情的緣故回到台灣遠距辦公。每天都與同事進行視訊開會，擔任主管要職的小儀，基於強烈責任感，總是以任務為第一優先，沒有將工作與休息的時間做明確的區隔，吃飯時間不固定，有空檔時間才會去運動。小儀一個人生活，平常叫外送居多，一年的期間胖了 10 公斤，所以想看減重門診，然而，她已經訂好 2 個月後回大陸的機票，所以即使在減重期間，仍突然會有朋友邀約，減重計畫總是被打斷，而計畫總是趕不上變化，這就是人生。

　　每個人一天都是 24 小時，為什麼有些人總是忙得暈頭轉向，但是一整天下來好像也沒有做什麼重要的事？而自己真正在乎的計畫，有可能一點進度都沒有。到底那些消失的時間，都花到哪裡去了？如果你不寫下紀錄，其實是

很難追蹤的。

　　現代人習慣多工，同一段時間做好幾件事，反而容易陷入挫敗感的迴圈，同時進行數個任務是很耗費腦力的，你可以試著想想，如果手機同時開好多視窗，又與他人聊天，又聽音樂，又上網查資訊，許多視窗都在消耗CPU的資源，導致手機運轉的速度大幅降低，連打幾個字都要花上半分鐘，那種感覺真的會讓人很焦躁。

　　而我們的生活也面臨同樣的狀況，多重的身分角色，一個任務尚未完成，接著又接到新的任務，稍早的任務懸在那兒沒有完成，這正是為什麼現代人容易焦慮、感覺挫敗，有些人甚至會嚴厲的自我譴責。

　　什麼事都做一點點，結果是通通都沒有完成。即便你很努力了，就結果而論，大概會得到一個效率不彰的評價。假如你的生活，總是充滿著大大小小的未完成事項，心思都被佔滿了，那麼減重的計畫肯定是會被延後的，但是明明你心知肚明，減重與健康應該人生相對重要的事。

　　每個人的專注力都有限，而且是最有價值的資產，你必須清楚你專注力投放的焦點在哪？換言之，要解決做事沒有效率的問題，不是追求更快地做事方法，而是要把不重要的事情完全阻隔在你的待辦清單之外。

我自己就非常推崇想瘦身的人使用「減重子彈筆記」，它可以幫助你專注朝向目標，一步步落實你的計畫。

減重子彈筆記提升專注力

子彈筆記的發明者瑞德・卡洛，本身是罹患 ADHD 注意力缺乏過動症的患者，因為無法專注在事情上，影響他的工作效率和人際關係。為了克服這個問題，他開始每天養成寫筆記的習慣，把重要的待辦事項寫下來，並在一天開始與結束的時候，做計畫與反省，這個習慣幫助他成功克服注意力缺乏的問題，也提升工作的效率。

德國心理學家柴加尼，發現了一種現象，我們對未完成的工作總是念念不忘，甚至比已完成的工作更容易被回憶起，這種現象後來被稱作「柴加尼效應」，充分的解釋現代人焦慮的原因，是沒有給事情一個完整的結束，然而，將未完成的事情寫下來，就是給大腦清出空間，騰出的記憶體，可以讓我們專注於重要的事。

如果你沒有寫筆記或是做行事曆的習慣，很推薦你嘗試子彈筆記，它是一個完整的系統，幫助你開始計畫、過程的執行與追蹤、事後的檢討、最後提出修正，進行完整的 PDCA 循環。為什麼被稱為「子彈筆記」？，是因為有

快速紀錄的優點，你可以把這些概念，融入原先的筆記方法中。以下我就與你分享，如何用子彈筆記，來協助你執行減重計畫。

步驟 1 　列出心裡盤點清單

心裡盤點清單是把你心中的待辦事項按照優先順序、專案大小、截止期限，詳列出來，然後開始檢核，你必須清楚衡量自己的時間資源，能否處理這些事情，你可以自問，這件事情與實踐我的價值主張有關嗎？然後果斷的把不緊急也不重要的事情刪掉，最終留下的，應該是你真正在乎的事，也是你可以處理得來的。

無論你再怎麼忙碌，也不該把減重踢出清單以外，理想的生活絕對與健康脫離不了關係，一旦你明確清楚減重是你必須重視的事情，接著，就是開啟一個減重任務群組，來完成你的目標。

步驟 2 　分割衝刺目標

要想減重 10 公斤可能是個大的目標，看來很困難而且遙不可及，你的理想很棒，可是你需接地氣一點。假如把它切割成數個小目標，並量化這些小目標，是不是感覺更

容易完成呢？

　　舉例來說，關於減重的小目標，你可以設每天喝水2000c.c.、戒掉手搖杯一個禮拜、每天睡滿 7 個小時、運動一週 3 次，具體可以量化的小目標，可以讓你越減重，越有成就感。

步驟 3 有意識的行為

　　有意識地行為指的是，人在哪裡心就在哪裡，依據信念而行動。然而，我們經常用慣性在過生活，你有沒有經驗過，糊里糊塗地吃飯，等到一天結束後回憶起來，發現很多的記憶空白，到底今天吃過什麼都忘？再細想你會發現，經常被每天相似的情境刺激，而開啟自動駕駛模式。假如在這些行動之前或過後，多一點的反思，就可以有意識的改變平常的慣性。

　　例如，在上班的期間，突然有股飢餓感，你習慣會順手打開零食櫃，拿出一包零嘴，無意識的一口接著一口往嘴巴裡送，然後吃完又開始後悔。

　　下一次，你可以在想吃零食的念頭開始時，先深呼吸一下，藉此拓展一些心靈空間，自問：「我是餓了呢？還

是感覺煩躁或無聊？」如果是後者，徹底的解決之道，是
暫時轉移你心思的焦點，也許是時候起身喝杯水，走動一
下，讓自己伸個懶腰，這 5 分鐘的意識轉移，就可以幫助
你再度恢復專注。

步驟 4 把記錄當作一種習慣

我非常鼓勵減重的朋友養成記錄的習慣。

要記錄什麼呢？把每一餐吃了什麼寫下來，假如你覺
得用寫的很麻煩，可以用手機照一張相，存在專門的相簿
裡，每週拿來檢視，比對自己的減重是否有進展。我遇到
的門診朋友，跟我反應光是這個習慣，就讓他意識到，平
常的食物選擇是多麼的糟糕，養成這個習慣，慢慢的改變
自己飲食的內容，這是幫助你進行有意識行為的好方法。

要提醒的是，這個記錄是給自己看的，請誠實面對，
不要作弊喔！

步驟 5 每天反思

每天的開啟和結束，都是適合進行反思的時間，我自
己的習慣是在上床睡覺以前，進行反思，肯定自己做得好
的部分，也檢討自己需要改進的地方。

另外，建議你在筆記本內列一個習慣追蹤表，我有一個減重的病人，同時有高血壓的困擾，他每天除了記錄血壓以外，還記錄自己的喝水量、排便次數以及睡眠品質，進而發現當她喝水充足、排便也正常，加上睡了一晚好覺，白天的血壓就很漂亮。記錄的當下，你就已經在改變的路上，透過這樣不斷反思與修正，目標就不再遙不可及。

當你的生活忙亂不堪的時候，你就不再具有生產力，這時候最需要做的，就是停下來重新省思生活，子彈筆記幫助你釐清任務的重要性，刪除無意義的活動，妥善運用我們最珍貴的兩大資源：時間與專注力。美國福特公司的創始人亨利・福特說過一句名言：「我是我生命的舵手，我是我靈魂的主宰。」

持之以恆的追蹤記錄，絕對可以幫助你開啟有意識的生活，真正成為你自己的主人。

融合子彈筆記的精神，記錄每天的減重日曆及過程，幫助你有意識的進行致瘦好習慣。

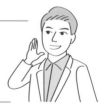

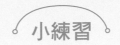

小練習

為自己開闢一個空間，記錄減重的歷程，可以選擇記在筆記本或手機內。把減重的大目標，切分成一個又一個小的衝刺目標，每天追蹤事項是否達成。

~~~~~~

~~~~~~

~~~~~~

~~~~~~

~~~~~~

~~~~~~

~~~~~~

~~~~~~

~~~~~~

1-8

創造環境，
建立正向減重迴路

36 歲的小雯是百貨公司的櫃姐，平常只有一個人在櫃上排班，所以不敢多喝水，怕一喝多就要跑廁所，放空櫃位又讓客人等待。百貨公司用餐的模式，是團體一起訂外送，然而，食物的選擇有限，又得兼顧大家的喜好。通常，簡單方便的食物是首選，一方面可以快速解決，又可以應付隨時上門的客人。經常都是吃加工食品，例如：羹麵、鍋貼、三明治等等。這類食品膳食纖維少、澱粉又多，隨著工作的年資越來越長，小雯也從纖細的身材變成梨形的身材。不僅下身肥胖，水腫是她長久的困擾，因此痛定思痛要努力瘦身。

我與小雯商量，能不能多喝一些水？為自己選擇簡單烹調的原型食物？小雯思考自己現在的工作環境，有許多

限制，但也不是沒有變通方法。她決定帶一個有刻度的水壺，提醒自己喝水，也跟鄰櫃的同事商量，當她去廁所的時候，協助招呼一下客人。飲食方面，她開始嘗試為自己做便當，並追蹤營養師部落客的食譜。本來小雯是對料理一竅不通的門外漢，沒有想到做菜做出了心得，慢慢開始講究配色和擺盤，帶到公司的便當，讓其他同事看了讚不絕口，被鼓勵後，小雯相當有成就感，更加堅持這些改變，體重也穩定的下降。

正向的回饋機制是行為能夠堅持的關鍵，一旦健康的飲食習慣被養成，減重就變成自然而然、不需要太刻意努力的事。但是，這種理想狀態，並不是這麼容易可以達成的，很多人總是在還沒有養成習慣以前，就被痛苦給打敗了，人的天性傾向趨樂避苦，所以才會有各種拖延症出現。

改善減重的拖延症，不必一次到位

當我為我的減重病人設計減重計畫，我都會叮嚀，不需要一步到位，可以從 60 分開始往上進步，有時候需要磨合幾週，才會找到合適的減重節奏。

是什麼原因導致拖延症呢？主要有兩個方面，分別是動機不足和能力不足。

以動機不足來說，如果自己不清楚為何而做，很容易就讓計畫的重要順位往後挪移，行為就不會產生。而能力不足是指，假如計畫的執行方法超出平常的能力範圍，行為也不會發生，只會讓想要逃避。所以，為了完成計畫，必須衡量自己的資源，設計能力可及的方法。

大家都說拖延是不好的習慣，然而，一昧的責怪拖延行為是沒有用的。拖延症的背後，反應的是心理狀態的失衡，它其實是一種保護策略，減少我們因為失去生活掌控力的痛苦。

比起努力，有些人寧願待在原本的狀態，因為假如努力卻又失敗了，這個打擊會比不努力還大。藉著拖延，好像就可以對外宣告：「我不是不行喔，我只是沒有努力。」而保全自己的面子。然而，捫心自問，我們真的能允許自己停滯不前嗎？除了趨樂避苦是人類的天性，人類也會追求美好價值，因為不滿足於現狀的心態，讓我們追求持續成長。

建立減重的「原子習慣」

萬事起頭難，為了讓減重這個行動能夠發生，並產生連鎖效應，讓你樂在其中，你必須為自己創造有利行動發

生的環境，我非常推薦大家閱讀《原子習慣》這本暢銷書，作者詹姆斯‧克利爾是位研究習慣、決策與如何持續進步的專家，他提出習慣的改變，取決於你身處的空間，以及眼前的提示。

假如，你讓辦公室抽屜擺滿了零食，即使你的大腦知道吃零食會胖，還是有可能無意識地拿起來吃，就算利用意志力有幾天克服吃零食的衝動，長期下來，終究會破功。更根本的方法是創造一個沒有零食的環境。

《原子習慣》書中提出了 4 個習慣法則，我把它們與減重結合，分享如下：

法則 1 讓提示顯而易見

假如我想培養一週跑步 2 次的習慣，我可以在我的記事本寫下一個運動宣言，內容必須包含清楚的時間、地點，還有如何執行，例如：我每週二、四下班後，在公司附近的健身房，使用跑步機 30 分鐘。《原子習慣》書中提出一個習慣堆疊的概念，可以利用一連串刻意的小習慣，堆疊出這個行動。你也許可以安排前天晚上，就打包你運動的行頭，並且把慢跑鞋放在門旁，讓你出門一眼看到，就可以直接穿上，提示你今天必須跑步。

法則 2 讓習慣有吸引力

透過把你的慢跑習慣，與你的舊習慣綁在一起，讓你享受在其中。譬如，我自己有聽 Podcast 的習慣，我會在運動的時候戴上耳機，一邊聽自己喜歡的節目，同時享受運動帶來的汗水淋漓的暢快感。時下的健身房設備越來越全面，跑步機前面通常都有一台大電視，你的選擇可以非常多元。

法則 3 讓行動輕而易舉

降低行動發生的阻力，可以讓你的行動更容易產生。譬如要養成跑步這個習慣，你也可以主動加入公司或地方的跑步社團，藉由團體的督促，讓你更容易堅持跑步。另外運動的地點，盡量選擇離你公司或是住家近的地方，以減少路途的奔波。

法則 4 讓獎賞令人滿足

每當你完成一次跑步的活動，要給自己立即的滿足。通常在跑步的當下，大腦釋放的腦內啡，已經帶來很充足的欣快感，但是你還是可以在跑完步後，安排一個小儀式，譬如用瑜伽滾筒，放鬆自己的小腿，或是泡個熱水澡，舒

緩運動帶來的疲勞。還記得子彈筆記可以追蹤習慣嗎？你可以在記事本或手機上做習慣紀錄，當你事後回顧，一定會為自己的堅持感到驕傲，累積的成就感讓這個紀錄不容易被各種理由給中斷。

這 4 個法則，也可以逆向操作，用在戒除不利減重的舊習慣上。例如：我有一個減重病人是開刀房的護理師，因為刀房壓力大，她總是藉著高糖份的食物來舒壓，像是喝手搖杯，幾乎每天都是 1 杯以上。長期高壓的環境和憋尿的壞習慣，造成她反覆泌尿道感染的困擾。其實，減少飲食中精緻糖分的攝取，就可以有效地泌尿道的發炎。

中斷壞習慣的迴路

法則 1 讓提示隱而不現

可以把手機裡方便叫外送的 App 全部都刪掉，並且清楚的告訴同事，以後叫外送別算你一位，因為你正在進行改善體質的重要計畫！

法則 2 讓習慣毫無吸引力

必須重新建構你的觀念：精緻的糖容易造成身體發炎，

增加氧化，讓人提早變老。為了你的青春美麗，你絕對有更健康的選擇。坦白說，拿掉舊習慣並不容易，以一個新的習慣來填補舊習慣，會是比較容易的方法。也許你可以帶一些茶包和保溫杯去上班，當你又想要喝杯飲料的時候，可以為自己沖泡無糖的飲料，例如：綠茶、國寶茶、花茶都是很好的替代選項。

法則 3　讓行動困難無比

增加阻力，例如：限制你每天可以使用的餐費，在有限的金錢下，你該選擇的，是購買你真正需要的食物，而不是你想要的。你也可以給自己承諾，假如能遵守這個限制，一定在假日的時候，好好犒賞自己。

法則 4　讓後果令人不滿

找一個一起減重的同事，開立共同基金，彼此寫下互相督促的契約。如果破戒買了飲料，就得存入 1000 元，當兩個人都達到減重的里程碑，可以利用這個共同基金，一起出去玩。有時候要夠痛才會停止行為，一位隨時監督你的人，能在你意志力薄弱的時候，起到提醒作用。

以上的法則，你可以發揮創意，任意變化，以幫助你

建立減重的好習慣。開頭故事中的小雯，沒有因為自己工作的環境讓自己受限，反而積極地為自己創造有利減重的環境。你知道時間也有複利效應嗎？好的習慣讓時間成為你的朋友，只要在正確的道路上每天努力一點點，日積月累就可以創造可觀的改變，打造正向的減重迴路，達成目標只是時間的問題。

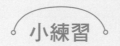

小練習

列出能夠幫你順利達成減重目標的好習慣有哪些？透過 4 個習慣法則，讓這些好習慣融入你的日常生活中。同時也列出目前可能會阻礙你減重的壞習慣有哪些？利用習慣法則慢慢戒除它們。

~~~~~~

~~~~~~

~~~~~~

~~~~~~

1-9

作弊日：
想吃就吃，放縱有理

　　小瑄週六的時候跟朋友去吃 buffet，朋友都知道小瑄正在進行減重計畫，然而，看著她一盤又一盤著大啖美食，大家心中都覺得疑惑。小瑄倒是吃得一點都沒有罪惡感，一切都在她的計畫之中，週日早上體重略有上升，接著她又開始回到原本的減重飲食原則，還特別攝取了大量蔬菜，週一早上再度上秤，體重又比 48 小時前來得更輕，彷彿不曾大吃過一樣。

　　人們一談到減重，就想到嚴格的飲食控制，面對一直無法達標的體重，好像得永遠像個苦行僧的節制飲食，一路上看不到終點。也是這個心情，讓人覺得減重很有壓力，無法堅持，更糟糕的情況是遇到減重停滯期，無論再怎麼飲食控制，體重就是沒有進展，累積的壓力讓人報復性地

大吃，甚至比減重前還來得更失控。

《體質調校聖經》這本書的作者提摩西·費里曼提出了一個解脫之道，仿效歐美健身圈，設計一週一天的減重作弊日。這是所有減重朋友的福音，讓別人看到你在大快朵頤，沒有人會相信你在減重。然而，有人會疑惑，作弊日難道不會毀了所有減重的成果嗎？其實，我們吃下的食物並不會馬上變成脂肪囤積，作弊日隔天增加的體重大多是水腫與宿便，只要吃下大量的高纖蔬菜，並搭配有原則的減糖飲食，你的體重可以在 48 小時內回到大吃以前的數字。

作弊日解決了什麼問題？

第一，舒緩心理壓力。飲食作息的改變本身是一件有壓力的事，為了避免身心壓力潰堤，造成失控性的暴飲暴食，有計畫地大吃一頓，就好像給內在的壓力閥定期的洩壓一樣，讓減重的朋友比較可以堅持下去，可以透過這一天，與親友聚餐，還是可以享受聚會的快樂，不會因為減重而少了人際交流。

第二，避免減重停滯期。進行減重飲食計畫，無可避免的會有遇到瓶頸的一天，當身體適應了新的飲食計畫，

有可能就會導致體重停滯，它也許發生在減重的第 4 週以後，為了避免這種情況發生，適度的作弊日，可以哄騙我們的身體，別因為適應而減緩代謝率，甚至還可以增強代謝率。

● 作弊日背後的學理

簡單的說明一下，甲狀腺素 T 3 是身體燃脂的重要激素，但是，高壓的心理狀態，和過度的節食往往會導致 T3 轉換成 rT3（逆甲狀腺素）或是無活性的甲狀腺素 T 4，而降低新陳代謝率，這個自然機制本來目的是為身體節約能源，卻成為減重的大敵。

而計畫性的作弊日，會創造一個熱量攝取的高峰期，導致賀爾蒙大幅度的變化，也正好生成更多的環磷酸腺苷（CAMP）、環磷酸鳥苷（GMP），可以加速將無活性的 T4 和 rT3 轉化成具活性的 T3。詳細的生化機轉，你可以不用懂，只要知道作弊日吃就對了。

● 作弊日進行的前提

有了作弊日，相對的減重日就要更嚴格的進行減糖飲食，而且千萬要避開飲食地雷區。操作方法是一週連續5～

6 天進行有原則的減糖飲食，在最後一天量測體重，以 0.5 公斤作為衡量標準，體重減少超過 0.5 公斤，代表減重日有堅守原則，相當自律，可以開心地進行作弊日。假如減重在 0.5 公斤以內，或著持平，表示有踩到飲食地雷區，作弊日也必須節制。假如體重不減反增，代表平日作弊食物太多，只能忘記作弊日。

作弊日的操作技巧

為了讓作弊日大吃的增脂降到最低的限度，有一些技巧可以遵循，主要聚焦在 3 個原則：

原則 1　讓胰島素的分泌降到最低

我們必須要盡可能的舒緩血糖的激增，還記得嗎？快速上升的血糖，會刺激胰島素追加分泌，進而導致脂肪囤積。在飲食的時間上，你可以選擇在作弊日當天，以吃兩餐的 168 間歇性斷食的方式進行，避免一整天的進食讓你的血糖持續處於高點。

而在飲食內容上，有許多食物被證實可以有效的抑制血糖值，像是花椰菜、苦瓜、大蒜、檸檬等等，在作弊日當天，你可以盡量搭配這些食物。 蔬菜量基本沒有限制，

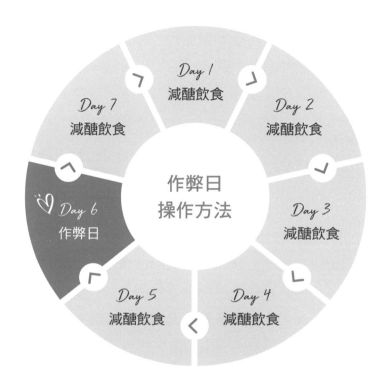

而大蒜、檸檬過量可能會讓腸胃不適，必須酌量使用。在中藥方面，具藥理研究肉桂[1]、黃連也有抑制血糖和降低胰島素分泌的效果，可以在大餐前服用。

飲食的順序上，優先吃大量的蔬菜，讓這些膳食纖維在腸道形成一個柵欄，減少油脂的吸收，再來吃蛋白質、

1 Anderson RA. Chromium and polyphenols from cinnamon improve insulin sensitivity. Proc Nutr Soc. 2008 Feb;67(1):48-53. doi: 10.1017/S0029665108006010. PMID: 18234131.

脂肪類食物，**最後才是精緻澱粉**。把會讓血糖快速上升的食物，也就是精緻糖類擺在最末位，就可以避免血糖像雲霄飛車一樣突升又陡降。

吃飯的速度與份量也對血糖有決定性的影響！即使在作弊日這天，也建議你要一口一口的慢食，吃飽就停！記得小學的時候，老師告誡吃飯每口要咀嚼 20 下是有道理的。

我有個愛運動的小學同學，總是急著把午餐吃完，然後，快跑到籃球場打球，學生時期從來沒見他胖過，出了社會後，他仍然沒有改掉吃飯太快的習慣，改變的只有運動少了，然而，他整個人就像充氣球一樣，快速增胖，讓許久未見的老同學無法一眼認出。

原則 2 加快胃排空食物的速度

加快胃排空食物的時間，食物就不會停留在腸道太久。作弊日這天你吃下許多高熱量飲食，總不希望他們待在腸胃太久，讓油脂慢慢吸收吧？有幾個方法可以幫助他們快速通過腸道。

第一、用餐中，膳食纖維攝取越多，越能夠刺激腸道蠕動。

第二、餐後，喝杯無熱量飲料，例如：黑咖啡、綠茶、馬黛茶、牛蒡茶、決明子茶。

由於咖啡因和茶鹼可以刺激腸道，牛蒡含有豐富的膳食纖維，而決明子茶含有大黃酚可以促進排便，也就加快淨空腸道的速度。

原則 3 　進行短暫的肌肉活動

理想狀態下，讓熱量進到肌肉細胞而不是脂肪細胞，是不是就能減少脂肪的囤積了呢？在近代的生理研究中，的確發現有這樣的機制存在，關鍵在於細胞上的通道蛋白：葡萄糖運轉子 4（glut-4）。

透過運動，可以把血液快速的帶到肌肉細胞，促使肌肉細胞膜上的葡萄糖運轉子 4（glut-4）聚集並打開通道，讓大量的葡萄糖進入。具體的操作方法，你可以選擇在餐前半小時、或餐後一小時運動，搶在血糖進入脂肪細胞以前，抄截這個路徑。

當然，你也許不會想滿身大汗的去吃飯，那麼推薦你高強度間歇性運動 HIIT，只要 5 ～ 10 分鐘的時間就能操作，或者你也可以簡單地選擇餐後走一走，關於 HIIT 的

相關內容，我會在第四部分詳細解說。

作弊日是你努力一整個禮拜犒賞自己的日子，有許多減重朋友都忘了要怎麼放縱，假如你沒有想法，提示你可以吃一些速食食物。

不過用餐的時候，還是記得有意識的慢食，讓你享受食物的原味。難得的日子，你總不希望像電影《醉後大丈夫》一樣，隔天醒來全都忘了吧？

透過作弊日放縱，讓減重過程可以鬆緊有度，如同一句英文諺語：「All work and no play makes Jack a dull boy.」只會用功而不玩耍，聰明的孩子也會變傻。體重管理如同壓力管理，懂得適時的放鬆，你才能走得長久。

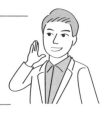

TIPS
作弊日可以紓解心理壓力，預防失控性的暴飲暴食，還能避免停滯期的發生。

立刻建立你的瘦身藍圖

　　好的開始是成功的一半，在建立你的瘦身藍圖前，需要請你自我檢視，動手為自己做個總體檢。這個單元，提供你瘦身藍圖 11 個板塊的自評表，只要你覺得這些狀況描述符合你的處境，請你把它勾選起來。

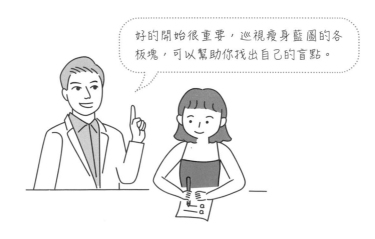

好的開始很重要，巡視瘦身藍圖的各板塊，可以幫助你找出自己的盲點。

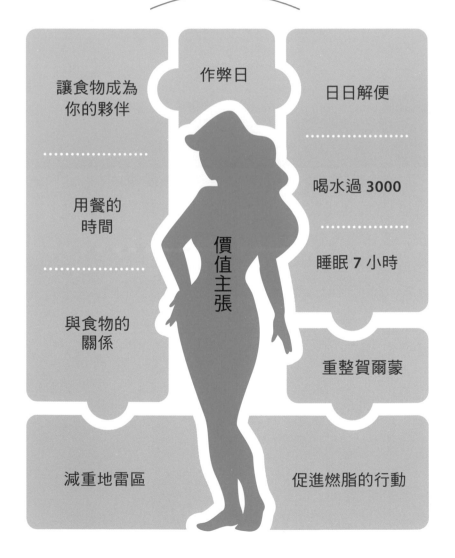

●瘦身藍圖●

讓食物成為
你的夥伴

作弊日

日日解便

喝水過 3000

用餐的
時間

價值主張

睡眠 7 小時

與食物的
關係

重整賀爾蒙

減重地雷區

促進燃脂的行動

一、價值主張

☐ 減重已經嘗試好幾次，總是以失敗收場？
☐ 覺得自己對生活欠缺掌控感？
☐ 減重讓你覺得很有壓力？
☐ 經常把重要的事拖到最後才做？
☐ 你是否不喜歡現在自己的形象？

（對應的單元） 1-6、1-7、1-8

（　對策　） 嘗試用一句話描述你的人生主張，並釐清
自己的減重動機，寫在你的記事本或手機
上，時常檢視。

二、作弊日

☐ 經常有想要大吃一頓的慾望？
☐ 每天會吃一點零嘴、點心？
☐ 覺得減重飲食好辛苦？
☐ 經常有無法推託的聚餐？
☐ 總是在大吃後有罪惡感？

（對應的單元） 1-9

（　對策　） 為自己一週安排一天作弊日，並嚴格執行
連續 5 ～ 6 天不碰作弊食物。

三、讓食物成為你的夥伴

□ 對計算飲食熱量感到挫折？
□ 過去的減重經驗經常有飢餓感？
□ 飲食中蛋白質比例不足？
□ 飲食中蔬菜比例不足？
□ 以為減重餐都只能水煮，不能碰油？
□ 減重不吃澱粉很痛苦？

（對應的單元）　**2-1、2-2**

（　對策　）　學習新陳代謝飲食法，吃飽也能瘦。

四、用餐的時間

□ 用餐不拘時間，想吃就吃？
□ 正餐以外的時間，時常會餓？
□ 習慣午後喝杯飲料？
□ 上班期間會抓點心來吃？
□ 有血糖過高的問題？
□ 有吃宵夜習慣？

（對應的單元）　**2-3、2-4、2-5**

（　對策　）　只吃正餐，無論一天兩餐或三餐，並拉長空腹時間。

五、與食物的關係

☐ 吃飯的速度很快？

☐ 總是不知道何時飽足？何時該停？

☐ 焦慮的時候就想吃零食？

☐ 一邊吃飯一邊追劇？

☐ 不由自主的會想翻冰箱？

☐ 吃過量後伴隨有嚴重的罪惡感？

（對應的單元）　2-6、2-7

（　對策　）　學習正念飲食法，放慢速度，全心全意地
　　　　　　　吃飯。

六、減重地雷區

☐ 明明吃得少，卻仍然發胖？

☐ 習慣每天吃水果？

☐ 愛吃麵食、麵包？

☐ 吃東西習慣沾醬？

☐ 食物的選擇以簡單快速為主，例如：水餃、麵條、
　三明治等？

☐ 愛吃乳製品？

☐ 飲食中加工食品比例高？

☐ 體檢報告血脂過高？

（ 對應的單元 ）　2-8、2-9、2-10

（　對策　）　用餐時核對新陳代謝飲食原則，避開減重的地雷食物，假如你對作弊食物念念不忘，建議你在作弊日時可以無罪惡感地享用。

七、排便日日有

□ 排便一天少於一次，總覺得解不乾淨？
□ 經常脹氣或腹脹？
□ 有胃食道逆流的毛病？
□ 不是便秘就是腹瀉，經常反覆發作？
□ 容易過敏、皮膚癢？
□ 有痔瘡或靜脈擴張？
□ 容易焦躁、憤怒？

（ 對應的單元 ）　3-1、3-2

（　對策　）　養成每天排便的習慣，選擇高纖食物養好腸道菌。

八、喝水超過 3000 c.c.

□ 經常膀胱炎或尿道炎感染嗎？
□ 經常感覺腦筋霧霧、注意力不易集中？
□ 有口臭問題？

□ 容易身體水腫？
□ 排汗減少？

（對應的單元） 3-3

（ 對策 ） 把握喝水的時機，提升代謝率，改善身體發炎。

九、睡眠 7 小時

□ 躺在床上翻來覆去難以入眠？
□ 半夜容易醒來？
□ 比鬧鐘設的時間還早起？
□ 覺得比起過去健忘，記憶力衰退？
□ 睡眠期間覺得一直做夢？
□ 睡醒仍然沒有飽足感？

（對應的單元） 3-4

（ 對策 ） 盡量作息規律，安排睡前儀式，讓身體充分放鬆並改善睡眠品質。

十、重整賀爾蒙

□ 身體明明很累，精神卻還是很亢奮？
□ 情緒容易憂鬱，心情大起大落？

□ 腰臀比是否大於一？

□ 血糖偏高？

□ 經期不規律？

□ 經血量過多或過少？

□ 容易長痤瘡？

□ 元氣不足，尤其是下午 2 點後頻頻打哈欠？

□ 對重口味的食物沒有抵抗力？

□ 吃很多塑膠包裝的食物或飲料？

（ 對應的單元 ） **3-5、3-6、4-1、4-2、4-3、4-4、4-5**

（ 對策 ） 以重整賀爾蒙為目的，調整生活作息，有意識地改變飲食。

十一、促進燃脂的行動

□ 經常感覺無精打采？

□ 一回到家就什麼都不想做？

□ 經常覺得全身痠痛？

□ 怎麼睡都睡不飽？

□ 沒有運動的習慣？

□ 手腳容易冰冷？

□ 近年是否有肌肉流失的現象？

□ 沒有給自己充分的時間休息？

（ 對應的單元 ） 4-6、4-7、4-8、4-9、4-10

（ 　對策　 ） 當飲食已經相當自律，而燃脂效果卻停滯時，把運動加入生活，是打破停滯期的好方法。

　　恭喜你完成瘦身藍圖的自評表，現在檢查每個板塊，假如你勾選的項目，達到一半以上，代表這個板塊對應的單元，你需要特別留心，他們可能是你成功瘦身的關鍵。也非常鼓勵你，可以在減重的過程中，隨時回來做這些自評表，當你發現，你的身體狀況以及減重觀念已經大幅進步後，別吝嗇給自己用力的掌聲。

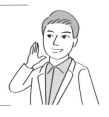

TIPS
建議在減重計畫的過程中，也時時回過頭來自我檢核，落實 Plan 計畫、Do 執行、Check 檢核、Act 行動／修正，成功瘦身只是早晚的問題。

在這個章節，我會跟你分享臨床上我用哪些實際可行的方法，協助讀者成功減重。你與食物的關係好嗎？在心理層面不需要把食物當作敵人，它們也可以成為我們減重的夥伴。

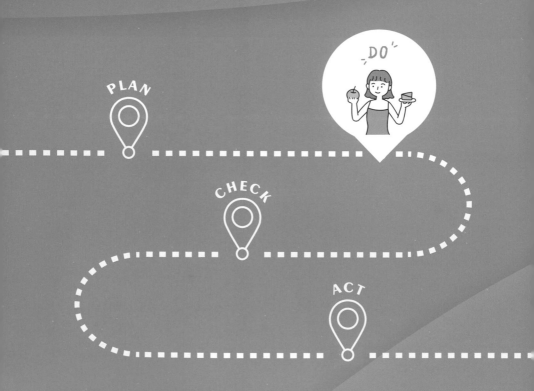

第二部

DO

執行

與食物和解，
重新建構與食物的關係。

新陳代謝飲食法（上）：
吃飽也能瘦

你知道自己吃下肚的是食物還是食品嗎？假如你覺得疑惑，有必要先釐清這個問題。

食物指的是從自然界取得，外觀上還是原本的樣貌，而食品指的是經過加工製造後，已經看不出原本樣貌的新型態。因應現代人快速的生活步調，坊間出現越來越多方便即食的食品。走進超商，琳瑯滿目的幾乎都是食品，食品談不上新不新鮮，為了方便保存全都添加了防腐劑。你只要看看食品後面的標示，一般人看不懂的奇怪成分，十之八九就是防腐劑了。

除此之外，為了讓食品增加風味，業者還會添加許多人工調味料。看到這裡，你覺得這是食品科技的革命性進展嗎？但也是這些成分，讓你的代謝力下降，身體發炎，

免疫力下滑，造成胖、老、病的窘境，看似食品革命，其實是革了你我的命。

我們的新陳代謝率，就如同內在一個源源不絕的火源，在食品加工尚不盛行的年代，攝取原型食物，就像新鮮的乾柴，遇到火源就吱吱作響，讓火越燒越旺，而精緻的食物，就如同潮濕的木柴，丟進火爐中，只會讓火源逐漸變小，耗時長久，也不見得能燃燒。身體無法有效利用的能量，就變成身體多餘的體脂肪囤積。

想要逆轉體脂肪，提升代謝力，你所需要做的就是盡可能多吃原型食物，避開加工食品。這帶來幾個好處：

第 1，在減重的過程中，你精神體力會越來越好，因為原型食物正在修復你的各項生理系統，藉由健康的食物，把肝膽腸胃的毒素代謝出去，甚至逆轉你的慢性疾病。

第 2，你不需要再挨餓，以原型食物做為減重的首選，你可以順理成章的吃飽又一點也沒有罪惡感。

新陳代謝飲食法

你選擇吃下肚的食物要替你做工，幫助你燃脂，成為你減重的最佳夥伴！這就是新陳代謝飲食法的精髓．以下

提供幾個準則，食物內容與份量會是你需要注意的重點。

準則 1 原型澱粉一小碗

　　以米飯為主食，是亞洲人的傳統文化，適合過去勞力密集的工作型態，但是現代並不一定得如此。白飯、水餃、鍋貼、麵食，都是最容易讓人發胖的食物，這些食物，營養比例最大的部分就是澱粉，然而，失衡的營養比例，日積月累，就變成讓我們肥胖的主因。改變從現在開始！你可以選擇以菜、肉為主食，並將澱粉當作點心。

　　客觀來說，澱粉也並非對身體完全沒有幫助，好的澱粉，富含膳食纖維和維生素，能夠幫你穩定的血糖和賀爾蒙，懂得聰明選擇原型澱粉，可以幫助你減重更有效率。但是，大多數的加工食品都是低纖的，也就是空有熱量，營養密度卻很低。這類的加工食品，會讓你的血糖突升再陡降，吃飽很快就餓了！

　　而膳食纖維比例越高的原型澱粉，能幫助你穩定血糖，讓你不容易有飢餓感，身體處於容易燃脂的狀態。

　　為了方便將澱粉做出比較，這裡引進一個指標：升糖指數（GI）。升糖指數代表食物讓血醣上升的速度，它會因食物膳食纖維的含量、成熟度以及烹煮方式而改變。我

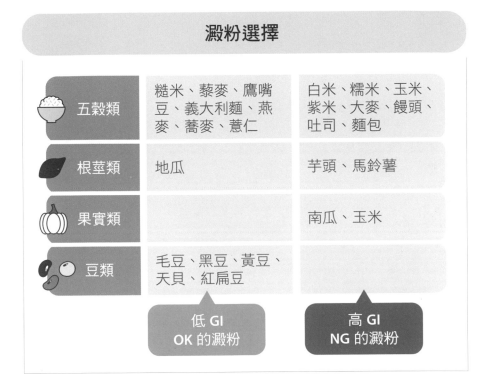

澱粉選擇

	低 GI OK 的澱粉	高 GI NG 的澱粉
五穀類	糙米、藜麥、鷹嘴豆、義大利麵、燕麥、蕎麥、薏仁	白米、糯米、玉米、紫米、大麥、饅頭、吐司、麵包
根莖類	地瓜	芋頭、馬鈴薯
果實類		南瓜、玉米
豆類	毛豆、黑豆、黃豆、天貝、紅扁豆	

們要讓血糖穩定，就必須選擇低 GI 值的澱粉，原型食物大部分都是低 GI 的，但是也有例外，減重必須迴避，像是：馬鈴薯、紫米（黑糯米）、玉米。而加工食物，大部分都是高 GI 的，也有少數的例外，例如：義大利麵。（註：義大利麵是以杜蘭小麥製成，屬於低 GI 食物，減重可以吃，但是注意不得加醬和奶油，料理可以參考用橄欖油拌炒。）

強烈建議自己做便當的朋友，可以選擇糙米，尤其長

籼糙米最好，為什麼稱作長籼呢？是因為米粒比粳米更長，而且直鏈澱粉含量較高，長籼糙米吃下肚，需要消化的時間比較長，結構中長直鏈被切割成小片段，才會被吸收，GI 值比較低，相反的短支鍊的糯米，GI 值就比較高。

而外食的朋友，建議吃地瓜，因為取得方便，各大超商都有販售，尤其冰過的地瓜，可以轉換成抗性澱粉，醣分更不容易被人體吸收。假如，肉吃得少的朋友，建議以豆類當作澱粉的來源，彌補肉類、蛋白質的不足。

在此一併解答大家容易產生的疑問：

Q1 ▶ 黑米與紫米，可以當作澱粉的來源嗎？

黑米為黑糙米，為低 GI 食物，而紫米為紫糯米，為高 GI 食物，不適合減重。

Q2 ▶ 推薦的豆類有哪些呢？

毛豆、黑豆、黃豆，又稱為植物肉，蛋白質含量豐富。另外，五穀雜糧類的鷹嘴豆或稱作雪蓮子，100 克中含有 19 克蛋白質，雖然比不上前三者，但是可以被當作主食食用，也是近來在健身減重圈流行的食材。

Q3 ▶ 全麥麵包與蕎麥麵減重時可以吃嗎？

全麥麵包為什麼沒有放在推薦名單內，是因為坊間的

好的蛋白質

肉類 （草飼為佳）	牛肉、羊肉、豬肉（不包含亞硝酸類）等
禽類 （放養為佳）	雞肉、鴨肉、鵝肉、火雞肉等
海鮮類 （野生為佳）	鯖魚、鮭魚、鱸魚、竹莢魚、烏賊、蝦、貝類等
豆類 （非基改為佳）	黑豆、毛豆、天貝、紅扁豆、黃豆等

全麥麵包為了口感，都添加了高筋麵粉，已經不屬於低 GI 食物，假如是真正百分之百的全麥麵包，就可以當作減重期間的澱粉選擇。同樣的蕎麥麵也一樣，大部分都加了高筋麵粉，所以需要盡量避開。

準則 2　原型蛋白質，每餐攝取至少一掌心

蛋白質是提高代謝率的主力，所以生酮飲食法、阿金飲食法，都強調要多吃肉。另外，蛋白質也是人體結構的主要材料，還參與許多生理化學反應。儘管蛋白質如此重

要，大部分的人蛋白質攝取量都不夠。

「呂醫師請問雞腿肉需要去皮嗎？」我常遇到這個問題。只要簡單烹調都不需要去皮，但是有裹粉，或糖醋的，盡量把皮去掉，以減少吃下壞澱粉或調味料，維持代謝率。

蛋白質不夠的徵象

特徵 1 容易水腫

當體內白蛋白不足，身體的組織液就會增加，造成水腫，而白蛋白的原料就是蛋白質。臨床發現，水腫特別容易發生在女性朋友身上。因為女性假如不怎麼餓的情況，大多數傾向不吃肉，替代方案是以生菜沙拉或是麵包當一餐，但是蛋白質攝取量相對缺乏。

特徵 2 容易手腳冰冷

蛋白質在消化吸收的過程，身體會產熱，這稱作 DIT（Diet Induced Thermogenesis）飲食生熱效應，你吃下的食物，幫助你消耗熱量，聽起來真不錯，然而，蛋白質吃不夠就少了這個效應，手腳容易冰冷。另外，蛋白質長久攝取不足，容易肌肉量流失，充血的肌肉能讓身體體溫上

呂醫師瘦身小教室

高蛋白低醣飲食啟動燃脂機制

若你的減重飲食以蛋白質、蔬菜為主，當身體使用完儲存的醣源，就會開啟稱作醣質新生的機制將蛋白質和脂肪轉換成醣，但新生的醣仍然有限，因此身體過渡到下一階段，開始以脂肪酸為主要燃料的代謝路徑，就這樣脂肪開始鬆動了。另外，藉由飲食生熱效應，吃下大量蛋白質的同時，也在幫助你消耗熱量。

執行新陳代謝飲食著眼在高效率燃脂，就像跑馬拉松一樣，從起跑到維持穩定配速需要一段時間，假如吃到減重 NG 食物，就像是跑者突然停下來，身體很快地就會冷卻了，要再跑到先前的速度需要再花一段時間。這是相當沒有效率的，也是很多人反覆瘦不下來的原因。

所以建議減重朋友務必要連續 5 ～ 6 天堅守飲食原則，搭配一天的減重作弊日，讓代謝率持續維持高點，達到最大的減重成效。

升，假如肌肉量不夠，人就會比較怕冷。

特徵 3 　老化，面色發黃

　　臉色發黃，容易讓人直接聯想是不是肝臟出了問題？答案卻不見得與肝臟有關。蛋白質缺乏的人也可能見到臉色發黃，這些人吃下柑橘類或是黃綠色的蔬菜，因為食物內含的類胡蘿蔔素，需要蛋白質運輸，才能輸送到血液中，假如蛋白質不夠，類胡蘿蔔素就容易沉積在身體末梢，看起來就是一副面黃肌瘦的模樣。

　　怎麼樣才算吃夠蛋白質呢？**建議每日的蛋白質攝取量為每公斤體重乘以 1.2 ～ 1.6 克蛋白質，然而，為了讓大家方便計算，把手掌心伸出來，只要一餐達到掌面大小的份量就可以了，手掌大的人需要更多。**當然，不見得每個人習慣吃大量的肉食，你可以選擇搭配食用豆類食物，以攝取足夠的蛋白質。

TIPS

新陳代謝飲食法的精髓，在於只吃真食物不吃食品，也就是選擇能夠幫助提升新陳代謝率的原型食物。

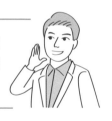

新陳代謝飲食法（下）：
植化素與好油解鎖體脂肪

　　30 歲的娟娟在科學園區上班，工作忙碌加上三餐外食，工作 5 年後她的體重增加 10 公斤。就在最近，她與男友的關係昇華，成為準新娘，為了美麗的出席婚禮，下定決心要減重。剛開始 1 ～ 2 週，減得相當有成效，然而，到了第 3 個禮拜，開始發現有口角炎、便秘、口臭、睡眠不佳的現象，因此求助於門診。

　　我檢查了她的飲食內容，發現問題的所在，原來是她飲食比例不對，肉食吃得多，但是蔬菜的比例相對低，而且都是高麗菜為主，內容太過單調。再者，她一律以汆燙方式烹調，沒有額外用油，這讓我佩服娟娟的毅力，可以無油調味，然而，卻也種下身體缺乏優質油脂的隱憂。

　　肥胖本身就是一種慢性發炎的狀態，當減重飲食過度

單一，容易造成必須營養素的缺乏，而加重發炎症狀。一旦身體的發炎加劇，進一步會導致身體的代謝率放慢，而造成減重停滯，這是身體原廠設計的保護措施。為了避免這一連串的狀況，其實只要在飲食中兼顧多種蔬菜的攝取，還有添加好油，就能有效地改善。

準則 3 ▸ 高纖蔬菜消水腫，每餐一大碗以上

新陳代謝飲食中，唯有高纖蔬菜可以不限量的食用，建議攝取份量至少與蛋白質達到 1：1，甚至更多。高纖綠色蔬菜能讓你內在的燃脂引擎更有效率的運作，幫助你越吃越纖瘦。多吃蔬菜的好處條列如下：

好處 ① 增加飽足感

有一則研究指出，飽足感與食物抵達腸胃的速度有關，高纖蔬菜大部分的營養為膳食纖維，不需要停留在消化道太久，可以更快速地抵達腸胃。這時，你的腸胃會發送抗飢餓賀爾蒙給大腦。另外，充足的膳食纖維還能緩解血糖的上升，讓這個飽足感持續很久。假如你真的是個大食怪，還可以添加菇類，加強飽足感。

好處 ② 抗發炎

肥胖是種慢性發炎的狀態，通常都伴有不同程度胰島

素阻抗的問題，而十字花科的植物，被研究出有降低胰島素阻抗的作用，讓我們的胰島素工作的更有效率，避免過量分泌，導致體脂肪囤積。

　　研究發現，苦味的食物都有改善胰島素阻抗的功效，像是苦瓜、芥菜等。當然許多苦味的中藥更不遑多讓，例如：黃連 [1]、黃柏、龍膽草、蒲公英。其實食物中的苦澀，是平衡健康的元素。而加工食品極力地把食物中的苦味去除，也同時去除了矯正身體平衡的成分。

　　蔬菜還可以幫助身體排毒，你知道現代人抽血檢查，可以發現的毒素多達上百種嗎？其中一大類就是塑化劑，例如：雙酚 A，來自塑膠器皿中釋出，這些化學物質停留在你的體內，會激發你的過敏反應，讓皮膚起紅疹。要讓這些毒素排出，你需要喝大量的水，攝取多一點十字花科的蔬菜，例如綠花椰、甘藍，它們富含硫化物，可以修復你的肝臟，並強化身體排毒的機制，將毒素帶出體外。

　　現代人聞癌色變，而蔬菜就是自然界的抗癌食物，經歷千萬年不斷演化的植物，內含有多元的植化素，可以幫

1　Yin J, Xing H, Ye J. Efficacy of berberine in patients with type 2 diabetes mellitus. Metabolism. 2008 May;57(5):712-7. doi: 10.1016/j.metabol.2008.01.013. PMID:18442638; PMCID: PMC2410097.

推薦可以多食用的蔬菜

友善蔬菜 （不限量）	菠菜、花椰菜、地瓜葉、空心菜、Ａ菜、紅莧菜、白莧菜、山芹菜、芥蘭菜、苦瓜、芝麻葉、萵苣、甜椒、洋蔥、豆芽菜
菇類 （水溶性纖維含量高）	木耳、杏鮑菇、金針菇
需節制量 （含醣份較高）	大頭菜（根類蔬菜）、牛蒡（富膳食纖維）、豆莢

助他們對抗嚴苛氣候，將基因傳遞下去。

　　研究發現食用這些植化素，可以抑制身體的癌症基因。許多朋友，因為家族中有人罹癌病逝而苦惱，害怕自己的癌症基因會不會哪一天突然開啟？然而，只要你不要創造癌症基因開啟的環境，就能讓發病機會減到最低。建議你的飲食中，蔬菜最好要有 2 ～ 3 種以上，攝取多元的蔬菜，也就是攝取多種植化素，可以抑制身體的發炎，創造讓體質改變的環境。

好處 ③ 補充關鍵礦物質，消除水腫

肉食減重的朋友，最怕就是缺乏關鍵的礦物質，例如：鎂離子和鉀離子，而許多深綠色的高纖蔬菜都富含礦物質。研究發現，許多高血壓患者，血液中的鎂離子含量都很低，這兩者的關聯性，逐漸被心臟科專家們認同。藉由攝取蔬菜你能獲得足夠的鎂，值得一提的是，鎂還能穩定睡眠品質。

建議你考慮深綠色的高纖蔬菜，例如：空心菜、地瓜葉、A 菜還有菠菜。你還記得大力水手嗎？卜派吃了蔬菜就擁有神力，原來是有根據的，別以為只是卡通效果，體外實驗發現，菠菜中含有植物褪皮激素，類似昆蟲蛻皮激素，能有效提高肌肉組織 20％的增長率，可以說是一種超級蔬菜。

高糖、高鹽的飲食會讓你因為體內鈉含量太高而導致水腫，而蔬菜就是能幫助你消水腫的好夥伴，尤其高鉀離子含量的蔬菜，可以幫助身體排除多餘的鈉離子，避免水分滯留。像是地瓜葉、空心菜等等都可以參考。

準則 4 **吃好油脂，排除壞油**

許多研究都發現，地中海飲食能有效地預防心血管疾

病，而其中的關鍵，就在橄欖油。富含omega-9的橄欖油，可以有效的對抗身體的發炎反應。身體無法合成的必需脂肪酸，有 omega-3、omega-6、omega-9 三種，然而，他們在身體中有不同的作用，omega-3 與 omega-9 可以減低身體的炎症、過敏、血壓，也能改善水分與鈉滯留，還有一切的疼痛，而 omega-6 的作用恰巧相反，攝取過多會激發過敏與發炎。有報告顯示，只要改變油脂比例的攝取，就能改善過敏和發炎反應，例如異味性皮膚炎以及氣喘。

依據美國心臟學會建議，油脂攝取的最佳比例為「多元不飽和脂肪酸（3、6）：單元不飽和脂肪酸（9）：飽和脂肪酸 =1：1.5：0.8」；其中又建議 Omega-3 和 Omega-6 最理想比例是 1：1。油脂攝取失衡，是造成身體發炎的原因之一，也會導致身體代謝率下降，影響減重。

所以，建議減重的朋友，每天都要多攝取富含omega-3 與 omega-9 脂肪酸的油品，來平衡比例。當你補充足夠的好油，身體就會慢慢解放身體的壞油，一併將一些脂溶性的毒素排出體外，你會有一個感受，精神越來越好，吃好油同時排壞油，美好的事情正在你體內發生。

omega-3 還有一個好處，就是抗抑鬱效果，如果你正為了抑制身體想吃糖的衝動而憂鬱不已，攝取好油正好可

以填補沒有甜食的缺口。如果你不排斥,非常建議你在飯前吃一茶匙好油,可以穩定你的血糖,也讓你比較不會有強烈進食的衝動,控制自己吃飽就停。

攝取 omega-3 的來源有亞麻仁油、紫蘇子油、魚油、魚肝油、奇亞籽,其中,若要攝取奇亞籽建議一天攝取一湯匙即可,它富含膳食纖維,可以幫助潤腸和穩定血糖。

另外,肉類建議攝取草飼牛肉,它的肥瘦比例恰到好處,剛好提供健康比例的 omega-3 與 omega-6,或者,你也可以攝取魚類,例如:鮭魚、竹莢魚,魚油中的活性成分 EPA 和 DHA 有強效的抗發炎能力,可以改善骨關節炎的問題。

駕駛在上路以前,都會檢測儀表板各項數值是否正常,以確保行車平安。這 4 個飲食準則,必須成為你每餐飲食的燃脂儀表板。你可以在心裡默念口訣:

> 💬💬 **蛋白質一掌心,澱粉一小碗,** 💬💬
> **高纖蔬菜一大碗,吃好油排壞油。**

飲食符合這些準則,你就成了一台高效運轉的燃脂機器。接著,你還會需要知道,減重需要避開的飲食地雷區,接下來的單元會向你一一介紹。

同時攝取好油和蔬菜的技巧

利用水煮法烹調蔬菜：不用熱鍋，鍋內只放少許水，先加熱到冒出白煙，此時溫度約 100 度，即可放入生鮮蔬菜以水拌炒，過程中始終保持鍋內有水的狀態，幾分鐘後關火，將水瀝乾倒入盤內，再淋上橄欖油或亞麻仁油等等，即可享用一道香味四溢的蔬食料理。這樣做的好處是，能夠全面保留好油的營養以及植化素，也避免高溫油炒過程產生的自由基。

好油推薦清單		
推薦	omega-3、9 比例較高	● 適合涼拌：橄欖油、印加果油、亞麻仁油、酪梨油、紫蘇油、苦茶油 ● 適合炒炸：芥花油、玄米油 ● 額外補充：魚油、魚肝油
	omega-6 比例偏高	沙拉油、大豆油、玉米胚芽油、大豆油、葵花油
不推薦	加工油脂	人造奶油、美乃滋

2-3

間歇性斷食，
恢復你的原廠設定

你知道嗎？古時候只有貴族才一日三餐。中國先秦時代，大多數的平民百姓一日只吃兩餐，因為那時的農業不發達，糧食有限，第一餐大約接近中午的時候，稱作朝食或稱饔，而第二餐約在下午 4 點的時候，稱作餔食或稱「飧」，通常早上的第一餐是一天當中最豐富的一餐，以應付需要大量體力的農事。朱熹《集注》中就有「朝曰饔，夕曰飧」的注釋。

而古代的貴族，因為經濟條件優渥，不需要做體力活，所以可以吃上三餐，中國古代的飲食文化明顯帶著封建時代色彩。皇帝貴為天子，甚至為自己設立一日四餐制，然而，時至今日，你已經不需要用一天吃幾餐來彰顯自己的地位，因為古代的帝王很少有長壽的，事實上，用餐次數

少，人反而更健康。

　　自從工業時代帶來生產力大躍進，成熟國家已經不需要再為糧食煩惱，人們轉而追求口慾，過剩的糧食，變成各種加工品，如點心、蛋糕，它們攏絡你的味蕾，許多人從一日三餐，變成無時無刻都在進食的狀態。忙碌的時候吃，無聊的時候也吃。加上現在外送美食方便，任何時間，只要打開 APP，就能讓美食送到家。

　　然而，無時無刻的進食，也為身體帶來隱憂，腸胃處於一直加班工作的狀態，沒有時間休息，為了消耗食物的糖，胰臟中的內分泌腺蘭氏（islets of Langerhans）小島不分晝夜的分泌胰島素，提醒細胞把血中的糖帶入細胞中使用，過量分泌的胰島素，會造成細胞對胰島素敏感性降低，這就是胰島素阻抗，一種身體慢性發炎的狀態，過量的糖讓你對糖就像著了魔一樣上癮，也讓身體各處的細胞老化、發炎，引發各種慢性疾病。

　　事實上，我們的身體本來就不是設計一天吃好幾餐的，田獵時代的人類，糧食短缺，靠著身體的胰島素系統，讓能量可以儲存起來，長時間不用進食，也不感到飢餓，這樣有效率的能量運用方式，卻被我們的不良飲食習慣弄得系統大亂，為了恢復你的原廠設定，你可以採取的對策是

斷食！

斷食的迷思

乍聽到斷食，你可能會想到，社會抗爭運動的激進份子，以斷食來表達訴求，結果被強迫送醫，事實上，斷食沒有你想像中這麼可怕，《斷食全書》這本書分享了許多斷食經驗和斷食帶來的好處，只要遵照斷食的操作守則，可以安全執行。如果你還有一些疑慮，讓我來為你一一擊破關於斷食的迷思。

迷思 1 斷食會讓你一直處於飢餓狀態

飢餓感真正的原因跟不穩定的血糖值有關，當我們的血糖值快速的突升又陡降，就會帶來強烈的飢餓感，促使我們找東西吃。如果你的飲食內容總是含有精緻的糖類，就會經常處於這種血糖不穩定的狀態，而斷食期間，正好是一個機會，讓系統可以重整。你不用擔心沒有進食，會讓你必須一直跟飢餓感對抗，一旦身體消耗完醣原，會啟動糖值新生的機制，把蛋白質、脂肪轉換成醣，維持血糖在穩定的區間。

飢餓感的另一個真相是它是一種制約反應，你有聽過巴華洛夫的狗這個著名的實驗嗎？每當巴華洛夫給狗餵食前，都會搖鈴叫喚狗過來，結果狗只要一聽到鈴聲，不管有沒有餵食都會滴下口水。人類也是一樣的，如果我們習慣，每天早上 7 點一定要吃早餐，每到這個時刻，身體就會感覺到餓，其實一部分是心理作祟，一旦習慣新的飲食型態，就不用擔心飢餓的困擾。在 2-4 的單元，我們還會探討幫助斷食的小訣竅。

迷思 2　斷食會害你的肌肉被燃燒掉

　　這是大家對於斷食根深蒂固的迷思，也是最大的恐懼。蛋白質是建構身體的重要材料，也是各種生理反應酵素的前驅物，燃燒蛋白質，等於是身體正在慢性自殺，然而，人類的身體經歷長期的演化，已經淬煉出一個有智慧的系統，能讓我們度過食物匱乏的寒冬。

　　當食物缺乏的時候，我們身體會經歷幾個階段，24 ～ 36 小時內，身體儲存的糖被用盡，身體會利用糖質新生的機制，把儲存的脂肪轉換成糖，供身體利用。除非脂肪被燃燒殆盡，否則身體不會為了餵飽自己而燃燒肌肉。

　　事實上，斷食會刺激生長激素的分泌，而生長激素有

助於提升瘦肉組織，幫助我們保存蛋白質，有一則隔日斷食的實驗，發現經歷 70 天的斷食，實驗者的肌肉質量幾乎沒變，減下來的體重都是體脂肪。如果你真的擔心肌肉流失就多運動吧！缺乏運動才是造成肌肉退化的主因。

迷思 3　斷食會讓你情緒低落

　　如果第一次嘗試斷食，的確會需要一段時間適應，尤其是放鬆大腦對抗的聲音。你知道很多宗教透過斷食來淨化身心嗎？例如：穆斯林在齋戒月每天會斷食到太陽下山後，而有些佛教僧侶也有過午不食的原則，希臘東正教的基督徒一年當中有 180 天會進行大大小小的斷食。

　　飲食對於心靈的影響是非常顯著的，如果你看過經歷長時間斷食的印度僧侶，你會發現他們看起來特別的平靜而充滿喜悅，斷食對他們來說，就是一種身心排毒或是淨化，具有療癒的效果，定期計畫性的斷食，可以幫助疲憊的身心重新恢復活力。

斷食的影響

　　隨著斷食的時間拉長，身體會有累加的效果。

12 小時的斷食，能夠刺激身體分泌更多生長激素，生長激素是抗老化賀爾蒙，可以促進燃燒脂肪，減緩身體的發炎，幫助受損的關節修復，也會製造新的蛋白質，有一些運動員熱衷於斷食搭配肌力訓練，對於增加肌肉質量有幫助。

　　18 小時的斷食，會啟動細胞自噬作用，就像是老屋重建一樣，身體會破壞老舊的細胞，回收受損的組織，並清理致病的微生物如真菌、黴菌、酵母菌，並且將受損的蛋白質轉換成氨基酸，再翻新組織。這時聚焦於大腦，會發現澱粉樣病變正被加速清除，沒錯，斷食有預防老人癡呆的作用。

　　24 小時後的斷食，會消耗醣原儲存量，消化的肝醣、葡萄糖越多，身體以三酸甘油脂為能量的比例提高。燃燒脂肪會產生酮體，酮體是相當有效率的能量，也是抗氧化劑，大腦可以運用它，同時酮體會抑制食慾，甲狀腺也不像以前那麼勞累，這時候體內發炎減輕，包括關節炎、滑囊炎、自體免疫系統、腸道癒合了。另外，因為膽汁與胰臟消化酶減少分泌，消化器官可以休息，小腸內菌叢可以重整，腸內幹細胞增生，並治好腸道問題。心臟、腦細胞都可以利用酮，所以心血管功能變好了，有機會製造新的

酮體迴路的原理

脂肪細胞中的中性脂肪被分解後，會轉換成脂肪酸和甘油，釋放進入血液中，脂肪酸可以直接作為能源被利用，在前往肝臟的途中，就有70％被肌肉等組織利用，而剩下30％會進入肝臟，但是肝臟不需要那麼多能量，會把一部分的脂肪酸轉換成酮體，分給其他器官使用，酮體是相對有效率的能源，可以直接進入大腦細胞。

只要身體的醣原處於枯竭的狀態，人體就必須供給酮體作為替代能源，酮體迴路就會更活躍。隨著對酮體的研究越來越多，學者發現酮體對健康有正面幫助，它本身就是抗氧化誘導物質，可以觸發長壽基因。

腦細胞。

　48 小時後的斷食，產生幹細胞，可以轉化成身體需要的任何細胞，癒合身體並且抗老化，降低罹患癌症或長腫瘤的機率，製造更多粒線體，粒線體是細胞內轉化能量的工廠，讓你的身體更有活力。

　斷食達 72 小時以上，會刺激更多的幹細胞，增強免疫力，但也有營養不良的風險，建議漸進式定期斷食的做法就好，避免產生身體不適應的副作用，例如：頭暈。建議斷食期間要補充礦物質、維他命 B 以及鹽。

　了解斷食對身體產生的神奇效果，你是不是也躍躍欲試了呢？就減重而言，斷食可以幫助改善胰島素阻抗，增加燃脂效率。然而，長時間的斷食對現代人來說難度門檻比較高一些，對一般大眾最好的斷食模式是 18 小時斷食 6 小時的進餐，或 16 小時斷食 8 小時進餐。下一個單元，將會與你分享更多斷食的執行技巧。

TIPS

吃越多餐的人，越容易發胖，相對地，每天只吃 2 ～ 3 餐，可以讓減重效率變得更好。

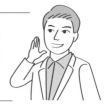

2-4

最簡單、低成本的
168斷食法

為什麼節食減重沒有用呢？分享小嫻的故事你也許能發現端倪。

小嫻是一名家庭教師，工作時間不固定，也不習慣在固定的時間用餐，因為一個人住，嫌自己煮太麻煩，所以餐點都以超商可以取得的食品為主。她正在執行嚴格的熱量控制，剛好超商食品背後都清楚標注熱量，可以計算總卡路里數。她精算每天的熱量攝取與每天熱量需求，為自己創造一天800大卡的熱量赤字，一個月後她真的如願瘦了3公斤，然而，在她恢復正常飲食後，幾個禮拜又胖了5公斤，這個過程又餓又累，心情又糟糕，整個生活非常難熬。

仔細的檢視小嫻的飲食習慣，她並沒暴飲暴食，幾乎都吃超商的三明治或三角飯糰，餓的時候會喝一點豆漿、

牛奶，或是吃一點海苔，總體來說，她吃的量並不多，但是食物偏加工類為主，而且進食的次數太頻繁，一天數餐，不斷地刺激血糖上升，同時增加胰島素的分泌。

這裡有個比基礎代謝率計算更重要百倍的公式：

99 **低熱量攝取 ＋ 高濃度胰島素** 99
＝ 緩慢的新陳代謝率

小嫻就是處於緩慢的新陳代謝率，造成恢復飲食後，快速復胖，減重圈稱作溜溜球效應！

重新溫習燃脂的關鍵

燃燒脂肪兩個重要條件是：一、胰島素處於低點，二、肝糖用完，如果腸胃時常有食物，血糖持續維持高點，胰島素濃度就會居高不下，脂肪就沒有使用的機會。而斷食就是解藥，能有效降低胰島素濃度，並改善胰島素阻抗，實驗研究斷食滿 12 個小時以上，會刺激生長激素分泌，提升代謝率，這時候肝醣漸漸使用殆盡，身體開始燃燒脂肪。

● 什麼是胰島素阻抗

是時候正式介紹胰島素阻抗了！胰島素其中一項工作是把葡萄糖從血液搬運到細胞中，以生成能量。如果你有胰島素阻抗，你的細胞就不再對胰島素敏感，就算胰島素分泌正常，也沒辦法搬運葡萄糖，基於代償效應，身體會分泌更多的胰島素，試圖強迫葡萄糖進入細胞，最終的結果是胰島素濃度持續居高不下。

最初又是什麼原因造就胰島素阻抗呢？其實它就是一個惡性循環的結果。

在身體的肌肉、脂肪比例正常的時候，胰島素運作良好，可以順利傳訊給肌肉細胞，搬運血糖進入細胞中利用。然而，假如這個人持續進食高糖份的食物，會讓他的血糖一直降不下來，為了消耗這些血糖，胰島素只能加速他的第二項功能，也就是讓血糖轉換成中性脂肪，並囤積在脂肪細胞中。

如果這樣的情況反覆的發生，胰島素要到達肌肉細胞會變得更加的困難，因為得穿越層層疊疊的脂肪細胞，身體只會一再地追加分泌胰島素，而讓這個人越來越胖。

● 斷食是改善胰島素阻抗的最佳對策

有計劃的間歇性斷食，可以降低「胰島素」和「血糖」，並改善胰島素抗性。在燃燒體脂肪的過程中，同時降低膽固醇，假如有三高問題的朋友，可以得到改善。但是，有個非常重要的前提，必須配合新陳代謝飲食，否則亂吃會造成血糖不穩，不但沒辦法產生燃脂的效果，還會讓斷食過程飢餓感過於旺盛，難以堅持下去。

間歇性斷食瘦身的另一個好處，是身體不容易因為適應，造成代謝率下降。當斷食滿 12 小時後，身體以脂肪當作燃料的比例提升，消耗的熱量反而增加，換句話說斷食讓代謝率上升，與節食減重法不同，不會產生減重的溜溜球效應，而且不需要精算熱量，是最簡單又低成本的減重方法。

不過，注意有些族群不適合執行間歇性斷食：包括孕婦、餵母奶的媽媽、未成年者、體重過低者，雖然斷食可以保留蛋白質，但是這些族群需要攝取更多額外的蛋白質，光靠回收舊的蛋白質，已經不敷使用。

另外，有急慢性疾病正在服藥的朋友，若要進行斷食需要在醫師的協助下操作。

斷食的日計畫：
瘦身數字 168、186、204

如何設計短期的間歇性斷食呢？ **168 斷食時間可以安排從晚上 7 點開始直到隔天上午 11 點結束。** 人一整天的飢餓感會有類似潮汐漲落的變化，通常早上飢餓感最低，此時體內的皮質醇升高，即使不進食，也會提升血糖，對許多人來說，早上不吃東西似乎不成問題，但是，我會建議至少吃一湯匙好油，或是喝一杯添加 MCT 油的防彈咖啡，這些動作不影響斷食，可以刺激膽汁活動，避免長期不吃早餐，造成膽汁淤積或膽結石的問題。MCT 油以及防彈咖啡的好處，我們留待下一單元再說明。

一天最豐盛的一餐建議安排在中午 11：00 ～ 13：00 間，而晚餐在 17：00 ～ 19：00 之間進食。 通常晚上飢餓賀爾蒙最多，最容易大吃，偏偏晚上進食也是最容易囤積脂肪的時刻，實驗發現，即使進食一樣的食物，人體在晚上胰島素分泌的最多，也許是古老的身體機制，為了有效囤積脂肪以度過飢荒。

如果你是意志堅強的人，想追求更高的減重效率，可以嘗試進行只吃早餐、午餐的斷食，也可以把斷食的時間提升到 18 個小時。如果你已經成了斷食職業玩家，你可

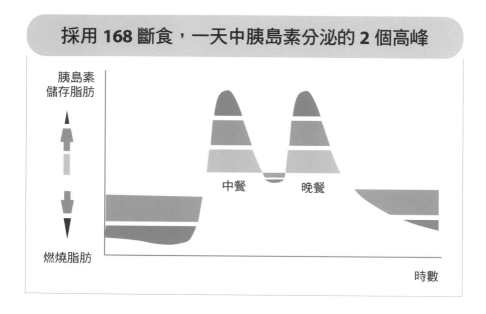

採用 168 斷食，一天中胰島素分泌的 2 個高峰

胰島素
儲存脂肪

燃燒脂肪

中餐　晚餐

時數

以挑戰 204 斷食，一天只吃豐盛的一餐，在中午到 3 點間分食完畢。

　　以 168 斷食為例，將斷食時間與燃脂的關係繪製成上圖讓你參考，當你執行 168 斷食，一天的胰島素分泌會有 2 個高峰，這時候身體會儲存脂肪，而用餐以外的斷食時間，血糖與胰島素會回到低點，身體開始燃燒脂肪。

斷食的訣竅

　　為讓斷食的過程更順利，下列幾個訣竅提供給你參考：

訣竅 1 可以喝無熱量飲料

　　水、咖啡、無糖茶、防彈飲料。這些都是可以在斷食期間喝的液體，建議一早起床就至少喝 300c.c. 的水分，一整天水量可以達到 2000c.c. 以上最好，如果你想增添一些味道，加上萊姆或是檸檬是被允許的。

　　咖啡能有效的抑制食慾，提升代謝，許多學者主張是咖啡因的緣故，但是，實驗發現純水加上咖啡因卻沒有一樣的效果，換句話說，咖啡因以外的成分是重點，如果你對咖啡因敏感，也可以改用低咖啡因的咖啡。

　　無糖茶包括綠茶、紅茶、烏龍茶、國寶茶、薄荷茶等等。這些茶有抑制血糖，降低飢餓感的作用。其中綠茶含有的綠茶酚已經被廣泛的運用在減重中，可以幫助分解脂肪。

　　防彈飲料能幫助你保持活力，當感覺饑餓的時候，一湯匙的 MCT 油可以幫你醒腦、緩解飢餓感，穩定情緒。

訣竅 2 保持忙碌

　　飢餓感有時候就像浪頭一樣，拍打上岸就會慢慢褪去，如果你過度關注在這個感覺上，你就會被它牽著跑。保持忙碌，讓自己專注在其他事情上是個好方法。斷食的頭

1 ～ 2 天你可能會覺得比較難熬，但是，跟你保證當你適應它，甚至把它融入你的日常生活，你就會習慣成為自然。

訣竅 3　進食的時候，遵守新陳代謝飲食原則

斷食不意味在進食時可以暴飲暴食，建議還是得遵守新陳代謝飲食原則，讓血糖穩定，才能有效率的燃燒脂肪，也幫助斷食過程更加順利。中斷斷食的第一餐，建議你要小口細嚼的慢食，讓你的腸胃慢慢的甦醒。

間歇性斷食法減重，簡單、方便，又具有彈性，無論你的生活型態是固定上下班，或是彈性接案，都可以找到合適自己的斷食節奏，你還可以因為斷食減少伙食費的開銷，一舉數得。假如你在減重期間，有聚餐的活動，也可以在前後一餐斷食，幫助你燃燒脂肪，減輕罪惡感。下一單元，我會跟你分享，協助斷食和增強燃脂的重要配方：防彈咖啡。

> **TIPS**
>
> 168 斷食是最適合現代人的斷食法，成功斷食的訣竅有 3 個，分別是：
> 1. 喝無熱量飲料。
> 2. 保持忙碌。
> 3. 進食的時候，遵守新陳代謝飲食法。

2-5

防彈咖啡
讓你斷食不疲倦

在西藏海拔 5600 公尺的岡仁波齊峰上，《防彈飲食》的作者戴夫・亞斯普雷喝下一杯犛牛酥油茶，立刻愛上這個滋味，招待他的是一位身材嬌小的西藏女性，戴夫好奇在這零下 27 度的氣候下，為什麼這位女性看起來一點也不怕冷，還神采奕奕的與他有說有笑？他猜想秘訣可能就在這杯酥油茶中。

戴夫回國後，不斷的嘗試各種配方，把茶和牛奶胡亂的排列組合，始終就是不對味，最後他終於找到關鍵在於草飼牛的奶油。當時他手邊正在研究椰子油對於抗老化的作用，他嘗試把兩者添加在咖啡中，就創造了一杯香醇濃郁的防彈咖啡。戴夫說自從每天喝防彈咖啡後，身體機能和工作表現都明顯提升，他將此飲食觀念寫成《防彈飲食》

一書，一推出後立刻受到坊間熱烈迴響。

　　戴夫本身是矽谷的科技創業家，年輕的時候因為體重過重，使健康亮起紅燈，在試過各種方法都沒效後，防彈飲食成功的幫助他瘦下來。他將防彈咖啡與斷食搭配，發現有更大的燃脂效果，而且減重過程精神體力越來越好。**如果你已經開始嘗試斷食，強烈建議你把防彈咖啡納進你的斷食日程當中，可以在起床一個小時內飲用。**

防彈咖啡運用在斷食的好處

好處 1　創造微生酮環境

　　長時間的斷食，當肝醣消耗殆盡，可以讓身體進入以脂肪為燃料的機制，產生酮體。然而，加入草飼奶油和MCT 油的防彈咖啡可以加速這個過程，它們不含任何蛋白質，消化的過程中不會升高血糖和胰島素，身體可以很快將它們轉變成酮體，打開酮體迴路。

　　空腹時飲用防彈咖啡是進入輕微酮症狀態的捷徑，MCT 油可以讓身體更容易製造酮體。有研究發現，只要在健康年輕男性的飲食中添加 2 大匙這種油脂，其大腦的新陳代謝就有 9％是燃燒酮體進行的，換句話說，MCT 油

促進更容易燃燒脂肪，同時讓大腦與身體更有活力。

好處 2 對女性的好處

許多女性執行減低卡路里的減重方式，長期下來熱量攝取不足，身體因飢荒而處於壓力下會暫時停止生育功能，造成暫時性停經，這時喝防彈咖啡就能改善這個症狀。草飼奶油與 MCT 油可供給身體能量，而且低糖、高健康脂肪的飲食能夠有效的提高生育率。

我自己門診的經驗，有不少位結婚許久尚未懷孕的女性在減重的過程中就意外的懷孕，每當這個時刻都很替她們開心。假如女性有多囊性卵巢問題表示身體有過高的雌激素或是雄性素，造成排卵時間很難預測，而防彈飲食就是為了平衡賀爾蒙而存在，執行一陣子後有機會見到症狀改善。

好處 3 對男性的好處

針對男性方面，防彈咖啡搭配新陳代謝飲食，也能有效提高男性的活力以及精子的品質。如果夫妻有生育計畫，建議可以提早 1 個月開始喝防彈咖啡。

防彈咖啡怎麼做？

市售的防彈咖啡，為了迎合大眾，有可能加了糖，或其它調味品。要飲用純粹的防彈咖啡建議可以自己沖泡，只要為自己準備 3 種關鍵材料：好咖啡、MCT 油、草飼奶油。

● 推薦的製作方法

準備黑咖啡 200c.c.，放進草飼奶油半茶匙（約 5 公克）、MCT 油 15 ml，再以電動攪拌器，將防彈咖啡打出大量泡沫，形成一種微泡狀態，這個過程很重要，可以讓這些好的油脂更容易被身體利用，也能讓你更耐得住斷食的飢餓感。如果你使用電動攪拌棒，建議你搭配梅森玻璃杯使用（一種瓶身寬開口窄的器皿），避免讓咖啡濺得到處都是，也可以依你的方便使用雪克杯或是果汁機來製作。

● 這些材料很重要

① 草飼奶油

以草飼養的乳牛產出的乳品含有大量的脂溶性維生素、抗氧化物、健康脂肪和維生素 A、E、D、K。而以穀物飼

養的動物會讓奶油裡的有益成分大幅下降，並產生新的毒素。

台灣進口的草飼奶油比較少，如果大型賣場很難找，可以選擇網購快速搜尋，如果真的找不到，建議買來自紐西蘭的無鹽安佳奶油（Anchor Butter），這是草飼奶油以外最好的選擇。

② MCT 油

它是一種幾乎全由中鍊脂肪酸所組成的液態椰子萃取物，是椰子油中生物活性最高的形式，比天然椰子油提供的 MCT 油多了 6 倍。MCT 油也能促進酮體生成並改善大腦機能，效果比椰子油還好。睡前肚子餓，可以喝一湯匙的 MCT 油，還有改善睡眠品質的好處。

整個斷食期間假如有饑餓感，都能透過喝 MCT 油來緩解，它能夠在 30 分鐘內緩解飢餓感。有些人剛開始不適應喝油，會拉肚子，所以量可以從半湯匙慢慢增加，成人一天可以喝到 60ml。

③ 好咖啡

雖然坊間對於咖啡有擁戴者也有反對者，就我的經驗，喝到好的咖啡真的會覺得很舒服，不會有心悸、心慌

的感受，但是，坊間咖啡的品質差很多，你可以加入咖啡愛好者的社團，尋找好咖啡。建議不新鮮的咖啡千萬別碰，例如三合一咖啡，因為可能混進品質不佳的咖啡豆，而發霉的咖啡豆會增加肝腎負擔。

有研究證實咖啡能預防心血管疾病，提升大腦工作表現，但也是有些族群不適合碰咖啡因的，因為現代人工作壓力大，腎上腺疲勞變成一個普遍的情況，當一個人壓力大到想吃又油又鹹的食物時，代表腎上腺疲勞了，這類族群攝取過量咖啡因會加重腎上腺衰竭[2]。

除此之外，有醫學報告曾提出過量的咖啡因可能提高子宮肌瘤的風險，因為咖啡因可能會刺激雌激素，雖然其中的機轉在醫學上尚未明確證實，以預防的角度，還是盡量避免攝取過多。過量的雌激素也會導致脂肪細胞容易囤積，建議目前有肥胖問題，又習慣天天喝咖啡的朋友，可以用低咖啡因的咖啡替代。

---

2 Lovallo WR, Farag NH, Vincent AS, Thomas TL, Wilson MF. Cortisol responses to mental stress, exercise, and meals following caffeine intake in men and women. Pharmacol Biochem Behav. 2006 Mar;83(3):441-7. doi: 10.1016/j.pbb.2006.03.005. Epub 2006 May 2. PMID: 16631247; PMCID: PMC2249754.

防彈咖啡的常見問題

Q1 ▶ 無法克服奶油加入咖啡裡的油膩感，有替代選項嗎？

　　如果不習慣在咖啡中加入草飼奶油，可以不加或是用其他好油如亞麻仁油、酪梨油、紫蘇油替代。但是 MCT 油是防彈咖啡的主角，也是幫助燃脂和協助斷食的關鍵，是不可取代的。

Q2 ▶ 有不喝咖啡的選項嗎？

　　如果你不喜歡喝咖啡，也可以用茶來代替，譬如國寶茶、瑪黛茶、抹茶、牛蒡茶等等，綠茶、紅茶的效果則沒有這麼理想。以牛蒡茶為例，一樣可以製作一杯防彈牛蒡茶，份量大約 6 克牛蒡片或茶包，搭配 5 公克的草飼奶油、15ml 的 MCT 油、200c.c. 的水，再用電動攪拌器打成微泡沫。

Q3 ▶ 飲食當中太多油脂會不會對健康有害？

　　許多人擔心吃太多油脂會讓膽固醇 LDL 偏高，然而，研究發現壞膽固醇是身體自己製造的，吃好油反而可以幫助燃脂，進而降低身體的壞膽固醇比例。

　　在之前的單元，你知道身體需要多元不飽和脂肪 omega-3 和 omega-6，然而，這裡也要為好的飽和脂肪發

聲，草飼奶油含有共軛亞麻油酸，是一種天然的反式脂肪酸，可以增進大腦機能、減輕體重、降低癌症風險。相反的，非天然的油脂無論是飽和或是不飽和，你都應當要小心避開，例如：植物奶油（非自然反式脂肪），大豆油（沙拉油）、菜籽油（rapeseed oil）、玉米油，他們都經過氫化處理，研究發現氫化油才是造成心血管疾病的主因。

　　早晨一杯咖啡是許多人一整天活力的來源，現在你可以多一個選擇，飲用防彈咖啡。我自己的經驗是，它讓我有更多的活力，還有更穩定的情緒。如果你曾經羨慕過電影《藥命效應》主角，吃藥後可以增加學習力和工作效率，你可以不用再羨慕，一杯防彈咖啡也能成為你高效生活的催化劑。

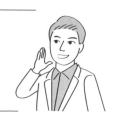

TIPS

防彈咖啡運用在斷食的好處有：
1. 創造微生酮環境，有利燃脂。
2. 幫助平衡賀爾蒙。
3. 提高精神體力以及男女生育能力。

2-6

與食物和解，
避免情緒性飲食

　　33 歲的小珍，身高 150 公分，體重曾經重達 90 公斤，為了想快速瘦身，動了切胃手術，半年後體重降到 60 公斤。她的職業是國外線的導遊，在新冠肺炎全球肆虐的這幾年，沒有任何出團的機會，讓小珍的心情盪到了谷底。恰巧這個時候，與她交往 8 年的男友突然提出分手要求，工作的不順利，加上感情的挫敗，讓小珍罹患思覺失調症，她說自己半夜會夢遊，另外一個人格會醒來吃東西，每天起床後，看到滿桌的糖果紙，對自己非常的厭惡，心情更加低落。幾個月的時間，她又從 60 公斤胖到 80 公斤。

　　小珍一直覺得食慾很旺盛，對糖分異常的渴望，她明知道她自己不應該吃，可是過度壓抑慾望的結果，讓她產生了另一個次人格，做出她渴望的行動。她厭惡自己，把

錯誤歸咎於可惡的次人格。

有一個心理學實驗，要受試著千萬不要想一頭粉紅色大象，結果你心裡頭浮現什麼呢？一頭粉紅色的大象。當我們越用意志力對抗思想，實際上反而會增強它。小珍的狀況屬於一種情緒性飲食，她真正該去探討的是暴食背後的原因。

你有情緒性飲食嗎？

「再多的食物，餵不飽靈魂的飢渴」，你有情緒性飲食嗎？這個時代是前所未有的焦慮時代，一個人需要處理的資訊量龐大，當你忙碌了一整天，回到家大腦還不一定能夠休息，手機裡 line 的訊息，或是信箱的重要信件，還是把你的心思帶回工作上。而在關係中，也有各種不舒服需要面對，無論是職場上的從屬關係，或是與伴侶的親密關係，都需要消耗你的心力。

當你壓力滿載，拖著疲憊不堪的身體回到自己的空間，有可能無意識的翻找冰箱，拿出食物來吃。

一位朋友告訴我，每當他焦慮的時候，就會拿出洋芋片來吃，香脆的食品咀嚼時喀滋喀滋的聲響，特別能讓人

把焦慮的能量釋放出來，而巧克力、牛奶等食品，擁有滑順的口感，特別具有安撫的作用，還記得嬰兒食品都是柔軟滑嫩的嗎？當我們辨識到選擇食物背後隱含的需要，我們會發現能夠滿足我們的方法，其實有很多種，你的世界將變得無限開闊。

情緒性飲食的原因

我將情緒性飲食背後的心理動力分成 3 大類原因，分別是想要擁有掌控感、想要被愛、被撫慰及尋求肯定，以下舉幾個案例故事與你分享。

原因 1 想要擁有掌控感

生活時時刻刻都面臨改變，無論是人生的任何階段，求學、工作、交往、成家，許多時刻我們都無法真正掌控，然而，當我們感受憤怒、焦慮、害怕，想要掌控一切時，食物變成我們移轉的焦點。

小靜是言行舉止文靜優雅的女性，職業是老師，她跟我說，其實她當老師這一行，剛開始心情還蠻矛盾的，因她母親也是一位老師，而且非常嚴厲，從小就處處挑剔她的穿著、行為甚至飲食，媽媽要求她不能吃垃圾食物，

她很氣她的媽媽總是想掌控她的一切。她會在每天下課後，到便利超商買一包零食，打開後迅速的吃個精光，在她吃下肚時，她感受到反抗媽媽的快感，原來她是想藉由做出媽媽不同意的行動，來獲得掌控感。

然而，這樣的習慣，一直伴隨她到出社會以後，很弔詭的，她選擇媽媽認同的職業，每當她面臨壓力的時候，她又會打開一包零食，迅速的吃完。小靜面對媽媽其實是又愛又恨。為了改善這個負面循環，她真正得做的是，在心裡與媽媽和解，並用健康的方式，來排解她憤怒的情緒，以及想要掌控一切的感覺。

原因 2 想要被愛、被撫慰

有人說愛情濃時，就像巧克力一樣，濃情蜜意。的確，許多人在缺愛的時候，都對巧克力有特別的渴望。

宜芳擁有一雙靈動的眼睛，講話非常快速，笑聲特別具有感染力，當初為了讓男友開心才來減重，剛開始幾個月，減重成績很理想，但是，有一個禮拜回診，突然哭喪著臉，體重也大幅的回升。

我問她：「怎麼啦，跟男朋友吵架？」沒想到直接戳到她的痛處，宜芳說：「不要提那個爛人了，我沒辦法再

忍受他自私又不成熟的行為。」原來宜芳與男友分手了，這段日子減重的目標不再存在。她開始拿起最愛的巧克力，一口接著一口吃。

當沒有戀人的時候，我們也需要學習給自己愛，巧克力可以暫時的舒緩空虛，但是唯有把自己愛回來，才會得到真正的滿足。

原因 3　尋求肯定

你的價值感來自哪裡呢？是他人的讚美、掌聲，或是金錢收入，當你的價值來自外界的認同，終究會感到失落，尋求認同就像是無止盡的深淵，你只會想要越來越多，當你面臨得不到的挫敗，童年的經驗會深深影響你。

小瑋是一個有開朗笑容的大男孩，剛出社會不久，在一間房仲公司上班，公司開出非常誘人的獎金制度，是小瑋選擇這份工作的原因。他不斷的催眠自己，要以業績百萬，成為店經理為目標。但是因為缺乏人脈和業務經驗，讓他工作非常的受挫，久久才有機會帶客戶看房，又時常碰到客戶的軟釘子，一年下來業績很是慘澹。工作的挫敗感，缺乏他人的肯定，他以吃到飽的方式來彌補自己。

在他小時候的回憶，每當成績表現不錯的時候，爸媽就

會獎勵他去吃到飽餐廳，食物與獎勵被綁在一塊，他相信那種快樂滿足的感覺，是來自吃飽。也因此讓他出社會後，體重持續的上升。小瑋真正需要做的是，改變認知，擴大自我認同，別人不肯定你，不代表你不好，每個人天生有價值，小瑋給自己更多的肯定，也要了解不是只有食物才能帶來滿足，也可以透過其他的優質休閒，例如：旅行、創作、看展等等，藉由這些活動，來擺脫對食物的依戀。

飢餓的種類

要辨識出情緒性飲食，你需要與身體有更多的連結，讓我們從分辨飢餓感著手。以下的對照表，是參考賀爾梅琳與海利合寫的一篇文章《想瘦就瘦》（Think Thin,Be Thin.）而設計出來的。

生理的飢餓	情感的飢餓
• 逐漸產生 • 飢餓感直擊頸部以下（胃部咕嚕咕嚕叫） • 用過餐後幾個小時才會產生 • 吃飽飢餓感就會消失 • 吃過後會有飽足感	• 來得突然 • 飢餓感直擊頸部以上（如：嘴殘想要吃冰淇淋） • 任何時候都會產生 • 即使吃飽了還會繼續存在 • 吃過後會有罪惡感或羞恥感

你可以喊暫停

面對來得突然的飢餓感，你可以採取的對策是，先喊「暫停」，暫停 5 秒鐘聆聽內在的聲音，你的感受如何？ 什麼是你真正的需要？如果你覺得這內在的聲音太小了，可能是缺乏跟身體的連結，你需要反覆的練習，這過程切記不要對自己說苛薄的話，譬如：怎麼又來了？我真糟糕、我沒救了，批判自己只會讓你感覺更不好受。

在馬歇爾博士的書《非暴力溝通》中，提倡溝通 4 個步驟，可以幫助你進行更健康的內在對話。這個過程包含：

> 💬💬 **1. 觀察 2. 感受 3. 需要 4. 請求。** 💬💬

假設一個你想吃甜食的情境，你正在翻找冰箱，請先暫停 5 秒鐘，做個深呼吸，溫柔地對自己說，親愛的，我觀察到自己正在找巧克力，我感受到自己似乎有點難過，這時候再做一個深呼吸，仔細地探索自己可能有哪些未被滿足的深層需求，也許是愛、接納、尊重、支持、歸屬感的需求。

這並不需要非常精確的對應，找到很好，暫時找不到也沒關係，你可以向你的外部資源求助，例如家人、朋友，並且開口提出請求：「可以給我一點時間聽我說話嗎？」

或者「可以給我一個擁抱嗎？」只要你越來越來熟悉這些步驟，你將會與你自己有更深的連結，不再以情緒性飲食掩蓋真正核心的需求，並與食物建立更好的關係。

「在以葡萄酒搭配布力乳酪（brie）的國度裡，肥胖是相當罕見的。」蜜芮兒・朱利安諾在她的著作《法國女人不會胖》中如此說：「我們不會為食物所困，因為我們與食物和平相處。」

當你與自己的身體感受有更多的連結，就不再需要透過食物來安撫心情，你將與食物建立一個新的友誼關係，食物將不再是讓你肥胖的壓力源，而是滋養你的天賜恩典。

飢餓感來源有生理性也有情緒性的。情緒性飲食的背後原因可分為 3 種：
1. 想要擁有掌控感。
2. 想要被愛、被撫慰。
3. 尋求肯定。
透過非暴力溝通的方法，可以與自己建立更健康的自我對話，幫助從源頭根絕情緒性飲食。

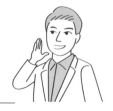

2-7

正念飲食法，
吃出眞實滋味

　　你吃飯的時候會追劇嗎？因為行動裝置的方便，現在只要連接上網路，就可以串流到各大影音平台，造成一個現象，許多人吃飯的時候，也緊抱著手機，一邊追劇，一邊稀哩呼嚕的吃下自己的食物，味道如何？也感受不出來。

　　我的父親就是這樣的人，他很愛看政論節目，吃飯的時候，眼睛直盯著螢幕，隨著主持人高亢的聲音，情緒也跟著時而上時而下的起伏，激昂的時候，會跟著叫罵，搞得同桌吃飯的家人非常頭痛。我父親吃飯的速度非常快，幾乎沒什麼咀嚼就吞下肚，又特別愛吃炒花生類脆脆的食物，任何時間都可以吃，但是他不知道節制，一包花生可以在 3 ～ 4 天內解決。60 歲後，他的血壓就跟隨他的體重

直線上升。為了他的健康著想，我們想了一個方法：吃飯時間嚴禁看電視。

自從吃飯不看電視後，家人共同聚餐的氣氛變好了。每當我父親吃飯又開始加速，母親就會適時的指正：「你又開始吃太快囉！」「你吃飯的聲音太大了。」他原先覺得不太耐煩，後來也漸漸的改正習慣，慢慢的用餐。

為了協助他減重降血壓，他也遵從新陳代謝飲食法以及 168 斷食的原則，沒想到越來越能感受食物的滋味，吃著糙米和地瓜，竟然也直說好吃，越咀嚼越香。另外，他也比較能夠吃飽就停了，4 個月下來，成功瘦身 9 公斤，血壓降回正常值。**小口慢食與吃飽就停，這 2 個習慣，對於減重有莫大的好處**，也是我們接下來要跟你介紹的核心內容，幫助減重的正念飲食法！

正念飲食法

正念原文是 mindfulness，意思就是覺察，不被既有印象框限，開啟感官，全心全意的體驗當下。簡單來說，就是你人在哪裡，心就在那裡。

在我參與正念減壓 8 週的課程中，有一個飲食靜觀的

體驗。正念帶領老師，分送我們每個學員一顆葡萄乾，讓我們先放在掌中感受葡萄乾的重量，然後在觸摸它的質地，由遠拿到近，看看它的形狀、色澤、大小，接著聞聞它的香氣，最後才是把它放入口中，也不要太快吞下去，感受它的味道從舌尖蔓延開來，口水慢慢的滲出，最後小口小口地咀嚼，才把它吞下肚。

經過這一輪操作，我感受到，原來簡簡單單的葡萄乾也可以有這麼豐富的滋味，何況是平日的餐點？只不過我們時常匆忙的用餐，而沒有用心體會食物的原味。

因此，我有一段時間，開始刻意地放慢速度吃飯，感受食物的豐富滋味，慢慢地吞嚥，我發現其實我的食量比我想像的還要小，真正吃到飽，不需要吃太多的量，而我的精神也變得比以前更好，應該是身體真的有被食物滋養，每個細胞都活躍了起來。

正念飲食就是要全面地打開我們的感官，專注的進食，避免草率了事，或是讓 3C 用品分散你的專注力。唯有這樣，食物之於我們才是真正的滋養關係，也可以避免我們帶著負面的情緒，諸如焦慮、憤怒、悲傷、恐懼，開啟失控的情緒性飲食。

慢食文化，疼惜身體

正念飲食強調一口吃完，再吃下一口，這是對身體的一種疼惜，也是對食物的尊重。義大利是慢食文化蓬勃發展的國度，在這裡的餐廳，一餐吃上 2 個小時是很稀鬆平常的事，從前菜、湯品、副餐、主餐、甜點、飲料，一道一道逐次的端上餐桌，要求你用心的品嚐食物。

在 1980 年代，義大利人卡爾洛‧佩特里尼（Carlo Petrini）提出慢食運動（slow food），目的是對抗日益興盛的速食（fast food）。之後也成立的組織，就是現在的國際慢食協會。**慢食最主要的概念有 3：Good、Clean、Clear。「Good」指美味、品質好、有益健康的食物。「Clean」則是指此食品製造過程中對環境友善，而「Clear」代表給合理的商品售價，也不剝削製造者。**落實慢食文化的 3C，從消費者的角度出發，用餐的前中後，我們可以有意識的選擇，有意識的吃，還能兼顧人與環境生態的平衡。

慢食與減重的關聯

從科學角度看待慢食對於減重的幫助，在於它有效的降低食物的升糖指數。食物的 GI 值除了跟它的成熟度與

烹調方法相關連，進食過程中放慢速度也會降低食物的 GI
值。

　　日本電視節目《這個差別是什麼》為了證實體重與進
食速度的關係，找來一位進食速度非常快的藝人川口先
生，讓他在 10 天內放慢進食的速度，觀察他的體重與血
糖的變化。根據節目組的紀錄，一樣的菜式，川口先生第
一次花 5 分鐘完膳，每口飯咀嚼 4 下，血糖值從飯前的
99mg/dl 急升至 199mg/dl。第二天，川口先生再度用餐，
這次被要求每口咀嚼 28 下，共花 30 分鐘完膳，血糖值從
99mg/dl 緩慢上升至 129mg/dl，接著逐漸下降。接著進行
10 天的慢食實驗，結束後，川口先生在不節食、不運動的
情況下，體重從 76.7 公斤降到 74.6 公斤，這個結果讓所
有人都非常驚訝。

餐前禱告

　　研究發現，任何幫助我們在餐前停下來的儀式，都有
助於我們提高對食物的正面感受。

　　像是日本人用餐前會說：「恭敬地領受了。」餐後會說：
「多謝款待。」而基督徒、天主教徒、佛教徒等，都會在
餐前祝禱，感恩這一頓餐飯。

研究也發現，每天表達感激，可以提高人的整體幸福感，小小的動作可以帶來這麼多好處，有什麼理由不做呢？

許多量子物理學家，即使沒有宗教信仰，都認同念頭是一種信息波動，宇宙是廣大的信息場，每一個念頭都帶有能量，其中又以感恩帶來的能量最強，如果你時常餐前禱告，可以提升自我的能量，也同時提升食物的能量。餐前禱告是落實正念飲食的方法之一，它本身就是一種有意識的行為，有別於無意識的進食習慣，讓我們更聚焦在食物上，吃得更有滋味。

建議你可以在餐前餐後進行這個禱告儀式，即使在公共的場合，你也可以在心裡默默祝禱，沒有人會因為你的舉動感覺很奇怪。事實上，好的能量共振，會讓週遭跟你一起用餐的友人，分享祥和喜悅的感受，落實這個習慣，也許你會發現，說不定越來越多人，想與你一起吃飯。

如果你不曉得要禱告什麼，你也可以觀想你的食物，它是如何被烹調的，或是它還在原食物以前，如何被栽種、運送，這背後有許多人的努力，才成就這一餐飯。

你可以簡單的心中默念：「感恩這頓美好豐盛餐點，以及這片土地上所有為這頓飯努力的人。」用完餐後，你

也可以用慈悲的心給自己與他人送出祝福：「願我健康、平安、快樂。」、「願所有人健康、平安、快樂。」當你時常用感恩與慈心滋養自己與他人，你所有的細胞都會沐浴在一種喜悅、平靜的情緒當中。

在食物得來不易的時代，用餐就像一種神聖的儀式，食物是供品，用來滋養我們的五臟廟。透過正念飲食法，有意識地將感官聚焦在你的食物上，用餐的過程，會帶給你滿滿的幸福感。小口慢食、餐前禱告、慈心祝福都是執行正念飲食的具體方法。不論你今天是一個人用餐，與他人用餐，吃什麼樣的餐點，你都要待自己如上賓一般，你會更加肯定一件事，你是蒙受上天恩寵的有福之人。

TIPS

實踐正念飲食法，小口慢食，吃飽就停，吃飯的時候不看手機與任何 3C 產品。把心思的聚焦在眼前的餐點上，全然地去感受食物，並嘗試在飯前或飯後感恩禱告。

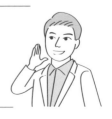

飲食地雷區：
認識減重時的 NG 食品

　　愛迪生嘗試了 1000 種材料才發現作為燈泡最好的材料是鎢絲，因此他有一句名言：「失敗是成功之母。」然而，在減重這條路上，如果你追求的是更快的減重效率，你就必須更少的犯錯。這個單元，我們要與你分享的是，飲食地雷區：常見的減重 NG 食品，會讓你減重停滯的食物，不見得是明顯的垃圾食物，有時候反而披著健康的外衣，可是卻會嚴重破壞你的減重成果，而讓你完全摸不著頭續，到底自己犯了什麼錯？

無糖的騙局

　　坊間不時有減重新寵兒，標榜無糖低熱量，讓人毫不設防。但是，請先了解，米字邊的糖，跟酉字邊的醣不同。

糖與醣的不同

碳水化合物
食物纖維

醣分

多醣
澱粉、寡糖、糊精等

糖醇
木糖醇、赤蘚醇、山梨醣醇等

合成、天然甜味劑
阿斯巴甜、乙醯磺胺酸鉀、甜菊

糖

雙醣
砂糖、乳糖、麥芽糖等

無糖
指的是沒有
這個部分

* 有可能加入
其他的糖分

單醣
葡萄糖、果糖等

◆每 100 克的食品或 100 毫升的飲料中，糖分未滿 0.5 克，即可標示「無糖」
◆每 100 克的食品，糖分未滿 5 克，或每 100 毫升的飲料中，糖分未滿 2.5 克，即可標示「低糖、少糖、去糖」等字眼。

資料來源：JFDA 日本功能性減重協會

坊間所謂的無糖，其實不是真正沒有糖，可能添加了其他甜味劑，例如：阿斯巴甜、糖精、乙醯磺胺酸鉀等等，讓你感覺吃起來也很可口，否則，消費者不會想買難下嚥的商品。

一般來說，醣類包含各式各樣的醣，而糖指的是雙醣類（麥芽糖、砂糖、乳糖），或者單醣類（葡萄糖、果糖）。它們之間的關係可以參考上頁的圖。

根據衛福部食藥署的資料，若宣稱「零熱量」時，表示該食品每 100 公克之固體（半固體）或每 100 毫升之液體所含熱量不超過 4 大卡。若宣稱「低熱量」時，表示該食品每 100 公克之固體（半固體）不超過 40 大卡，或每100 毫升之液體所含熱量不超過 20 大卡。

然而，代糖，也會刺激胰島素，尤其是合成的代糖，它們對你的新陳代謝就像是毒藥一樣。這些合成物，需要依賴肝臟來代謝，你的肝臟一整天的產能有限，如果你讓他忙著代謝食品添加物，那麼只剩下一點點的產能可以代謝你的臀部、大腿、腹部的脂肪，如果你自覺容易胖，飲食從來不忌口，請不要責備自己代謝率怎麼那麼差？因為你的肝臟已經分身乏術了。

如果你真的無法戒掉食物甜甜的味道，建議你至少以天然的甜味劑替代，可以減少肝臟的負擔，例如：甜菊、木糖醇、赤藻醣醇等等。

減重只喝真正的無熱量飲料

你知道一杯少糖、微糖的飲料，可能會毀掉你一整週的減重努力嗎？私底下我跟手搖杯老闆探聽過，所謂的少糖、微糖，只不過是讓消費者覺得心裡好過的說法，實際上甜度還是很高。坊間飲料用的糖大多是高果糖糖漿，這種糖成本低廉，甜度是一般糖的 400 倍，飲料店家絲毫不會心疼，你想要多甜就給你多甜。

酒類飲品也是減重的剋星，酒類為什麼對減重不利呢？因為酒精需要經過肝臟代謝，要讓肝臟專心代謝脂肪，你必須減少它額外的負擔。

喝酒過量的朋友，容易造成三酸甘油脂過高、脂肪肝等問題，在臨床上的案例層出不窮。如果你就是想喝，建議你只有在作弊日喝，而且不要喝啤酒，盡量喝烈酒像是威士忌等，至少你不會喝多。另外，喝酒的 24 ～ 48 小時內，一定得喝大量的水，吃富含鉀的食物，像是小黃瓜、地瓜葉、空心菜等等，他們是天然的利尿劑，可以幫助肝

臟恢復平衡。

外食族請盡量不喝湯！對許多人來說，飯後一碗湯，才有完成一餐飯的感覺。但是，建議減重的朋友最好不要這麼做，因為，外面的湯品，經常加了過多的添加物，所謂的大骨湯，更是溶出大量的油脂，讓你無形中就攝取過量的油脂和鈉，而且反覆烹煮的大骨湯，還有可能溶出對身體有害的毒素。如果你真的想喝湯，建議就自己煮蔬菜湯吧，至少你可以選擇新鮮的食材，不增加體重的負擔。

那麼減重可以喝什麼飲料呢？你可以選擇水、咖啡、無糖茶，還有我們之前談論過的防彈飲料，無糖茶的範圍相當廣泛，包含綠茶、紅茶、花草茶、國寶茶、瑪黛茶、決明子茶等等，多樣的選擇不會讓你覺得無趣。

加工穀類少碰為妙

亞洲人喜歡吃麵食，包括麵、米粉、米苔目，甚至冬粉，其實這些食物原有的營養成分比例全都與原食物不同了，為了讓他們口感好一點，一定得有食品添加。而西方食物也有許多的雷區，像是燕麥，你一定經常聽到燕麥可以降血脂，來自經典的廣告台詞，然而，燕麥真的好嗎？

事實上，完整的燕麥粒本身是低 GI 澱粉，它的膳食纖維豐富，但是需要久煮才會軟化可以食用，而坊間我們購買的燕麥，幾乎都是碾磨打碎的加工品，你看到薄如紙張的就是即食燕麥，強調泡熱水數分鐘就可以食用，加工過的即食燕麥，GI 值都已經升高，已經不適合減重。

另外，燕麥奶是近來很流行的植物奶，雖然坊間的燕麥奶都標榜無糖，然而，喝起來都具有甜味，是因為添加了澱粉酶，把燕麥本身的醣分釋出，這種快速的糖，會讓 GI 值升高，同樣也不適合減重。

其他需要注意的加工穀類還有玉米，玉米本身就是高 GI 的食物，許多外食族吃的玉米，都來自玉米罐頭，這類的玉米，經過乾燥、高溫、高壓處理，都是不自然的步驟，會破壞原始的結構。在畜牧業中，有些業者為了讓牲口胖一些，都會以玉米作為飼料。還有就是關於基改的問題，雖然坊間與學界都各有正反論述，建議還是盡量選擇非基改為主，以符合新陳代謝飲食的簡單原則。

小心人造肉品

天然的肉品，都有最佳的肥瘦比例，而人們為了食物的美味，會把肉品做成絞肉，製作成各種加工食物，像是

水餃、餛飩、漢堡肉排、火鍋料等等，這些食品，營養比例都已經失衡，不建議食用。更糟糕的情況，是食品添加物，像是亞硝酸鹽類，被添加在火腿、臘肉、香腸、熱狗以及很受歡迎的午餐肉（spam）等食物上。

醃製肉品添加亞硝酸鹽，目的是為了防止細菌滋生，讓食物不會太快變壞，機制是減緩肉類中的脂肪分解來延長保存。然而，它同樣也會減緩你體內的脂肪分解，不只是不利於減重，長期服用，還有致癌的風險。千萬不要相信業者說的，一切都符合食品安全標準，你的健康，該由你自己把關。

豆製品要慎選

不可否認，黃豆被稱作植物肉，是素食者最好的蛋白質來源之一，然而，豆製品卻必須讓你特別小心，因為豆製品相當容易腐敗，所以，大部分業者都會添加防腐劑。而防腐劑的結構類似雌激素，雌激素在身體的機轉就是讓脂肪容易囤積，你只要知道少女發育需要雌激素就能大致理解了。

豆製品盡量少碰為妙，包括豆干、豆腐、豆皮、豆腐乳，除非你能夠確定他是有機而且不添加防腐劑，才可以

放心食用，否則，我建議這類豆製品不要超過你蛋白質類食物攝取的 20%。

那麼豆漿可以喝嗎？答案可以的，但是建議也不超過一杯，而且要無糖。除了盒裝豆漿有防腐劑的疑慮外，豆漿經過濾渣，已經把大部分的食物膳食纖維過濾掉了，而食物的蛋白質也有部分流失，如果你相當講究，建議可以買黃豆來自己做無濾渣豆漿。

絕對不吃醬料

坊間的醬料，都含有食品添加物，包括甜辣醬、番茄醬、烤肉醬、醬油膏、美乃滋等等，他們可能添加了糖、防腐劑或是味精，其中味精是一種興奮性的神經傳導物質，雖然讓食物變得美味，卻也會讓你有情緒不穩，甚至頭痛的副作用。

作為醬料替代方案，你可以選擇香料粉，像是印度咖哩粉、黑胡椒粒、孜然粉、白胡椒鹽、義大利香料、大蒜粒等等，另外，醬油也要慎選，盡量選擇零添加的醬油，例如日本壺底醬油。

以上列出的是常見的飲食地雷區，如果你正納悶，為

什麼減重一直停滯，可以將你的飲食與「常見飲食地雷區」做對照（見下表）。然而，因為食品工業日新月異，還有很多未被列出，為了保證你能安全地跨越雷區，建議只吃你有把握的食物。

常見飲食地雷區

白飯、粥、麵條、米粉、麵包、貝果、穀片、餃類、鍋貼、肉羹、玉米、芋頭、馬鈴薯、南瓜、糯米、紫米、大麥、豆製品、高 GI 水果、代糖、蜂蜜、果汁、牛奶、優格、起司、優酪乳、醬料、美乃滋、酒類。

真的很想吃 NG 食物，就留待作弊日享用吧！其實，還有兩大類食物是你必須在減重日避開的，就是乳製品和水果類，因為太重要了，所以接下來會用完整的單元篇幅跟你詳細介紹。

2-9

高糖分水果，減重的大敵

　　幾年前，我在電視上看到一則新聞，有一名 40 歲男性，為了減重，三餐都只吃水果，結果一個月後，體重不但沒有下降，血糖、血脂、血壓卻上升了。有些人以為減重不吃糖、不吃澱粉，吃個水果總可以吧，卻不曉得有些水果的糖分高得驚人，對減重非常不利。台灣不愧為水果王國，優異的農業技術，不斷改良的新品種，生產出碩大甜美的水果，每一顆都是精品，然而，如果因為好吃就不加節制，卻可能造成健康的隱憂。

熱帶「糖」果，入口須節制

　　國建署推動的一日五蔬果，已經成為從小學生到成年人都能琅琅上口的口號。尤其家中的阿公、阿婆更是這個

口號的忠實擁護者，只要金孫回家，立刻奉上一盤又一盤切好的水果。老一輩的朋友都已經深深植入多吃水果有益健康的觀念，在這樣的環境下被養大的孩子，自然不會對水果抱持任何警戒。但是，嚴格說起來，一日五蔬果這句話只對一半，蔬菜可以多吃，水果卻不能多吃。

水果一般被認為是低 GI 的食物，但隨著成熟程度不同，GI 值也會改變，成熟後的水果，原本的澱粉會快速轉換為單醣，GI 值就差很多。例如未成熟的綠香蕉和帶有點點的黃香蕉、爽脆的蘋果與粉粉的蘋果，糖分大不相同。如果聚焦在不甜的水果呢？即使是我們以為糖度很低芭樂，也必須很小心，品種改良後的珍珠芭樂，糖度竟然高達 24 度，如果你認為芭樂可以不需要限制食量，就大錯特錯了。

而任何一種熱帶水果，含糖量都比其他水果高很多，普遍吃起來都偏甜。隨便問家水果行，有沒有不甜的水果，老闆肯定敢跟你打包票不甜不用錢。熱帶水果有哪些呢？有芒果、鳳梨、木瓜、榴槤、荔枝、龍眼等等。除此之外，不屬於熱帶，但甜度也相當高的水果，像是西瓜、葡萄、柿子、水蜜桃等等，在減重中也得特別留意。

改良後的無籽葡萄，是相對年輕的改良品種。吃葡萄

不吐葡萄皮，也不用在意葡萄籽，一整口都是果肉，深受消費者青睞。然而，被去掉的葡萄籽與變薄的葡萄皮，其實都富含抗氧化素，葡萄對健康有益的部分都被去掉了，除了好吃以外，對身體健康並沒有太大幫助。

糖度是某樣食品內含糖的多寡，是一個比較值，在 20 度 c 每 100 克水溶液內含 1 克的蔗糖稱為糖度 brix1。

水果加工後，糖量爆表

為了快速攝取多種水果的營養，以及應付懶惰不喜歡剝皮的小朋友，許多媽媽早上都會打一杯果汁給孩子吃，然而，一杯果汁，含有兩種以上的高 GI 水果，糖分已經偏高，假如沒有在短時間喝完，營養成分會逐漸氧化，製作過程又去掉膳食纖維，剩下的僅有滿滿的糖。

吃果乾好嗎？台灣的水果生產量太大，一些熟透或是賣相不佳的水果，被做成果乾販售，然而，他們原本未脫水前，也乘載著滿滿的糖分，體積變小，糖分並沒有縮減，吃下同等重量的果乾，你可是攝取了比一般水果多達 3 ～

8 倍的糖分。建議在吃果乾以前，記得要看看產品背後的熱量標示，以免熱量爆表。

水果吃太多，造成瘦體素阻抗

瘦體素是由脂肪細胞分泌的激素，掌管我們的食慾，當我們用餐時，會給大腦傳遞飽足的訊號。但是，瘦體素如同胰島素，在肥胖的人身上，我們一樣發現瘦體素阻抗的問題，分析原因跟攝取過多的果糖有關。果糖的甜度比一般白糖高出 73％，除了水果中自然存在的果糖以外，蜂蜜、楓糖漿都含有大量的果糖，它也被廣泛的添加在食品中，像是坊間的飲料與甜點都經常添加高果糖糖漿，這是一種成本低廉、甜度高的糖。

果糖的代謝路徑與一般的葡萄糖不同，果糖在身體中沒辦法轉換成肝醣被儲存下來，當我們一次吃進大量的果糖，肝臟來不及代謝，身體會將多餘的果糖轉換成三酸甘油脂送進血液中，很容易成為腹部脂肪甚至內臟脂肪囤積 [1]。

1 Lecoultre V, Egli L, Carrel G, Theytaz F, Kreis R, Schneiter P, Boss A, Zwygart K, Lê KA, Bortolotti M, Boesch C, Tappy L. Effects of fructose and glucose overfeeding on hepatic insulin sensitivity and intrahepatic lipids in healthy humans. Obesity (Silver Spring). 2013 Apr;21(4):782-5. doi: 10.1002/oby.20377. PMID: 23512506.

而脂肪與三酸甘油脂都會妨礙瘦體素的傳遞，阻止瘦體素進入大腦的下視丘，下視丘就是大腦掌管飢餓與飽足的中樞，瘦體素阻抗因此發生。一旦你有瘦體素阻抗，你就不容易吃飽，換句話說，吃水果間接造成食慾無法克制的問題。

以中醫觀點，為什麼不建議多吃水果

中醫認為，沒有烹調過的生冷水果，屬於寒性，吃下肚會讓濕氣凝聚。怎麼用現代醫學的角度理解濕氣這件事呢？《功能醫學聖經》的作者提到細胞的傳訊會受到組織間質液影響，組織間液量過多，代表身體的發炎，它與脂肪細胞都會阻礙細胞與細胞間的傳訊，一旦細胞間的傳訊速度變慢，也就會產生胰島素阻抗以及瘦體素阻抗的問題，從整體來看，這個人會感覺疲倦、缺氧，代謝率也會下降，導致更容易肥胖。

細胞間質液與脂肪可以代換成中醫說的濕氣，而背後代表身體的發炎，主要源於吃進太多高糖的食物，譬如甜點和水果，醫學研究，發現愛吃糖的人會提早老化，因為果糖會與脂肪、蛋白質相結合，稱為糖化作用，產生有毒的糖化最終產物（Advanced Glycation End product，簡稱

AGE)，造成身體的氧化壓力，而糖化作用也使膠原蛋白斷裂變形，產生皺紋，顯而易見的，少吃點糖是保持青春的關鍵。

水果有什麼優點呢？

來平衡一下報導，上面講了許多吃水果的問題，但是也不能否認，吃水果對身體也有幫助。水果富含維生素C、礦物質、膳食纖維，其中水果中的水溶性纖維和果皮內的果膠能夠改善便秘，另外，果皮也含有豐富植化素可以抗氧化，看來，水果營養素最多的部分就是果皮，所以要剝皮吃的水果營養價值就相對低。

談到這些營養素，也不是只能從水果攝取，富含維生素C的蔬菜有菠菜、彩椒、花椰菜等等。如果擔心烹煮的過程營養素會流失，可以採用水煮法或者清蒸，例如：水煮菠菜、清蒸花椰菜，不但味道一樣美味，還可以保留最多的營養素。而富含水溶性纖維的蔬菜也不在少數，名單有秋葵、皇宮菜、紅蘿蔔、白蘿蔔、花椰菜，其他食物來源還有豆類和地瓜，這麼說來，水果的好處，可以用蔬菜來替代，換句話說，水果不見得是飲食中的必要，你可以把買水果的錢省下來。

那麼有什麼水果可以在減重的時候吃呢？建議可以優先攝取低 GI 值的水果，換句話說，就是較酸的水果，**包括：綠色奇異果、藍莓、聖女小番茄、葡萄柚，但是要限量一天一個拳頭內，換算成每餐就是半個拳頭。**這些水果都是果糖低而營養價值較高的選項，維生素 C 含量高、抗氧力效用強。

建議吃水果的時間點以白天為佳，避免太晚攝取果糖會造成胰島素過量分泌，從中醫的角度，白天陽氣足夠，對於這些生冷的水果，比較有抵抗力。

綜合評估水果的優點與缺點，建議你假如想要擁有更好的減重效率，至少減重的初期兩週不要吃水果吧！忍一時海闊天空，當你體驗過不吃水果的生活，你更能夠體會它並不是飲食的必要，減重也是一種簡化生活的過程，了解什麼是需要，什麼是想要？少點水果，減少身體濕氣的累積，你會因此更增添精神活力。

減重時，水果非必要，尤其熱帶水果與加工果乾。如果真的想吃，盡量以低糖分水果為主，例如：綠色奇異果、藍莓、聖女小番茄、葡萄柚，並且限量一天一個拳頭內。

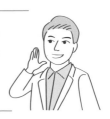

2-10

愛吃乳製品，
讓你快速橫向發展

　　讓你猜猜，哪種哺乳動物最晚斷奶，甚至一輩子不停喝奶？沒錯，就是人。事實上，所有哺乳動物，在嬰兒期後，都會自然沒辦法接受乳汁，因為生命自動關閉製造乳糖酶的基因，這是一種消化乳糖的酵素，一旦沒有了乳糖酶，就無法消化乳汁，進而會引起痙攣和腹瀉，也就是乳糖不耐症，已成長的哺乳動物，如果吸引乳汁引起痙攣的反應，就會立即的斷奶。全世界的人類約只有三分之一的人口，沒有乳糖不耐症，而在亞洲，這個比例更低，如果你對乳糖不敏感，你大概就是一個基因突變者。

　　因為國人飲食西化，生活中處處可見乳製品的蹤影，鮮奶、優格、優酪乳、起司、拿鐵。以上是顯而易見的，其實，乾燥脫水的奶粉，也被添加在許多糕餅之中。有些

人從小到大的習慣，就是早餐一杯牛奶，牛奶柔軟滑順的口感，真的很能療癒心情。然而，對於減重而言，這絕對是前幾名必須戒除的習慣。

牛奶是高熱量的食物，雖然富含蛋白質，也富含大量的油脂，你可能會問，那我喝低脂或脫脂牛奶總可以吧？事情不是這麼單純的，低脂或脫脂的年奶，乍看之下熱量減少了，但是，少了脂肪的乳品，也少了有益健康的脂溶性維生素，過度加工反而會讓你的代謝率變慢。另一方面，其實，牛奶對減重最大的問題，是它含有刺激體脂肪囤積的肥胖賀爾蒙。

牛奶中的肥胖賀爾蒙

牛奶含有名為類胰島素生長激素（insulin-like growth hormone, IGF），是被設計來刺激細胞生長的激素，對於嬰幼兒也許是好事，誰不希望自己的孩子快快長大。然而，它與胰島素功能類似，一樣會促進脂肪的囤積。值得關注的是，人體中 IGF 受體在某些細胞上特別多，包括乳腺細胞、前列腺細胞、大腸細胞、關節內襯細胞等等，假如你年歲漸長，又喝大量的牛奶，這些細胞持續被刺激肥大，接下來可能有什麼後果呢？大幅增加癌化的風險。所以無

論你有沒有在減重，為了健康著想，喝奶都必須節制。

在市面上的乳品有非常多的品牌，除了本土品牌外，還有國外進口的乳品，這些國外乳品通保存期限較長，又稱為保久乳，是經歷不同的滅菌工序，生產出來的。市面上的牛乳，不見得有相同的食品標章認證，以台灣本土乳源為例，採歐盟的管理標準，是不能施打生長激素的。這裡不得不提，國外的酪農在生產牛乳的過程，有可能會為牛隻施打生長賀爾蒙，可以幫助牛隻長胖，並提高乳量，假如我們喝下這些乳品，這些殘存的生長激素，一樣會讓我們發胖。

我們身體自己會分泌生長激素，在一些情況下的確對身體有好處，但前提必須是分泌剛剛好的情況，聰明的身體會自動調節。譬如斷食或是運動，會促進身體分泌生長激素幫助燃脂。但是當我們額外攝取來自牛乳的生長賀爾蒙，就造成濃度過量了，即使是本土安全的乳源，一樣含有促進小牛長大的牛生長激素，只要你喝牛乳，就避無可避。

另外，你還需要擔心牛乳中的雌激素。乳牛一整年都必須生產牛乳，表示牠們經常處於懷孕的狀態，當妊娠最後一個階段，牛乳所含的雌激素會比未懷孕的乳牛高達 33 倍，雌激素的作用會讓身體容易水腫，脂肪容易囤積，不

管你是男性或女性通通會起作用。

所以，建議正在減重的你，必須斷奶，這不是說必須跟牛奶永別，我看過為了不想斷奶，哭天搶地的孩子們，那種固執真的讓人不敢領教。你只是需要更聰明的享用這些食物，還記得減重作弊日吧，你可以選擇在作弊日暢飲牛奶。

乳製品容易產生發炎反應

乳製品基本上屬於高度致敏原，除了乳糖讓你的腸道無法消化以外，牛乳還有多種蛋白是身體無福消受的，其中一項是酪蛋白，被發現是導致發炎的頭號原因。

你有聽過腸漏症嗎？它是一種身體集結免疫大軍，攻擊腸道中外來食物的現象，其結果是腸道被打的一個洞又一個洞的，讓腸道容易發酵、產氣、便秘、腹瀉、甚至胃食道逆流等問題，而本該被攔截的過敏原，透過腸道的漏洞擴散到各處，一波又一波讓免疫系統警報大作，導致全身性的發炎，引發的症狀包括：

• **頭面部**：口腔、面部、舌頭、咽喉腫脹、頭痛等。

- **全身性**：蕁麻疹、濕疹、異位性皮膚炎、關節炎等。
- **上呼吸道**：流鼻水、咳嗽、鼻竇炎、喘鳴等。

是不是似曾相識呢？這些就是小朋友常見的過敏疾病。**慢性發炎的狀態，是我們無法瘦下來的主因。**一般的發炎反應，會在 72 小時後停止，慢性發炎是身體持續拉警報的狀態，過程中分泌的抗組織胺，會讓你無法甩開體重，它的作用會伴隨身體水腫，代謝放緩，而從細胞層級來看，細胞的溝通傳訊速度變差，人會伴隨疲勞、腸胃不適、頭暈、情緒低落等症狀。

除了酪蛋白會讓人過敏之外，你還得當心乳清，乳清又什麼東西呢？它是牛奶的「血清」，將牛奶離心後脫去固態的成分，剩下的清清如水的液體就是乳清，它經常被乾燥後添加在許多麵包、糕點、餅乾、奶酪當中，也被製作成蛋白粉，當成營養補給品服用，如果你明明沒有喝牛奶，卻仍然受過敏疾病困擾，乳清可能才是罪魁禍首。

一些重訓的朋友，很喜愛吃乳清來幫助肌肉增長。但是假如你正在減重，我建議就不要這麼吃。一來乳清也會促進脂肪囤積，二來它有可能引起過敏。我曾經遇到一位的男性病患，皮膚濕疹嚴重，問他正餐都吃什麼食物，並沒有發現明顯過敏原，後來他透露自己有重訓的習慣，才

問到他正在服用乳清蛋白，終於水落石出，我請他暫時不吃乳清蛋白，皮膚濕疹立刻好轉。

綜合上述，以牛奶為原料製成的產品都逃脫不了讓身體發炎的命運，常見的食物還包括優格、優酪乳、起司、鮮奶油，其中優酪乳、優格加了乳酸菌去發酵，而發酵的乳製品，是很酸又難以下嚥的，只能加上大量的糖來蓋過酸味，一般坊間標明的原味其實是含糖的優酪乳，對減重尤其不利。

乳製品的替代方案

來點好消息吧，其實也是有好的乳品替代方案，還記得我們之前提過的草飼奶油嗎？它已經去除大部分的乳糖和酪蛋白，也脫去了乳清，免除肥胖賀爾蒙的疑慮，而它內涵的共軛亞麻油酸 CLA（見單元 2-5），可以改善胰島素阻抗，穩定血糖，加入咖啡或茶類，也有拿鐵和奶茶的香醇感。

另外，無奶的選擇，推薦你無糖杏仁奶和無糖椰奶，在作弊日飲用，柔軟滑順的口感，一樣能撫慰心情。不要讓牛奶的廣告遮蔽了你的智慧，高鈣和蛋白質的食物有很多替代方案，不喝牛奶，你的生活依然可以很自在。

一個大目標也許讓人遙不可及，但是切割成數個小目標，突然間就會變得容易許多，這個階段我會條列出每日需要達成的減重目標，分別是排便日日有、喝水超過 3000c.c.、睡眠 7 小時，並且說明背後的原理，讓你清楚這些項目怎麼幫助你瘦身。也會提供給你減重日程表，讓你一目瞭然，一整天該做哪些功課。

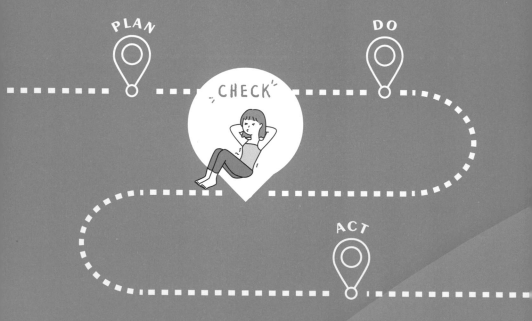

第三部

CHECK

—————○————○—————

檢核

用小目標逐步達成效果
成效看得見！

排便日日有，
終結便秘的妙方

　　40 歲的小璇，在外商公司服務，經常得與國外的同事開會，會議動輒 2 ～ 3 個小時，這段期間，她可以不用起身上廁所，也不需要喝水。因為小璇從年輕開始就習慣一個禮拜只排便兩到三次，對她來說，這就是正常。但是，她身體經常燥熱，口角容易潰瘍發炎，反正症狀反覆，她也就習以為常，唯一讓她在意的只有小腹，一穿上套裝小腹就會圓滾滾的被擠出來，讓單身的她卻看起來像是有喜在身。

　　為了消滅小肚腩，小璇向診所求助，我評估了所有症狀後，跟她說改善她的排便習慣是重點，並叮嚀她的生活作息要如何調整。一個禮拜後，小璇回診告訴我，吃藥後每天排便，體重奇蹟似的下降 2.5 公斤，小腹也平坦一些。

小璇問：「難不成我在肚子裡積了 2 公斤的宿便嗎？」

我笑著說，不全是宿便，但是，她所有的症狀都與習慣性便秘有關，只要排便暢通了，就不容易水腫，燃脂效率也會大幅提升。

每日排便讓身體進出達到平衡

當你吃下高油高糖的精緻食物，總不希望它在你的腸道中慢慢的被吸收，囤積成為你的體脂肪。假如食物越快的通過腸道，糖分和油脂就越不會成為你的負擔。而便秘好幾天，等於讓這些食物長時間留宿在你的腸道中，對於想減重的人來說，絕對不是好事！

身體講究平衡，每天吃飯，當然每天要排便，有進有出才是最理想的狀態。另外，吃進去的食物，跟出來的食物要成比例，才會舒服暢快。有些人抱怨，明明吃進很多，卻只排出來一點點，是因為身體攝取的纖維質太少，高纖的飲食，才會讓糞便蓬鬆，把部分的糖和脂肪夾帶出體外。

便秘造成系統性問題

習慣性便秘會造成身體的慢性發炎，進一步減緩新陳

代謝。便秘的影響不僅止於排泄，還會導致頭痛、疲勞、抑鬱、疼痛和其他消化道的問題。有越來越多的研究顯示，腸胃系統與免疫及神經系統有很大的關聯性。為什麼便秘會引起這麼多症狀呢？我們來一一分析。

首先，便秘引起消化系統問題是最直接的，因為該排的沒有排出去，堵在腸道的宿便，不斷地發酵產氣，就容易會有脹氣或放屁，甚至造成消化不良和胃酸上逆。長期的便秘，還會導致腸道潰瘍，嚴重甚至有腸穿孔的風險。

在免疫系統方面，腸粘膜的一側布滿乳糜管，屬於淋巴系統的一部分，參與了免疫防衛系統。長期的便秘會激發過敏反應，因為身體的毒素沒辦法順利排出，被重新吸收後，就會引起免疫系統紊亂，產生一系列的連鎖反應，最典型的就是過敏三部曲，氣喘、異位性皮膚炎、過敏性鼻炎，這在小朋友身上很常見，治療上與其用抑制免疫的藥來減緩症狀，更重要的應該是從源頭著手，改善腸道的排泄功能，確保毒素不滯留在體內。

你知道嗎？**情緒憂鬱與腸道不健康也有關，科學上發現腦與腸道會互相影響，形成腦腸軸線，如果便秘造成腸道壞菌比例過多，也會使得人容易陷入情緒憂慮**，反過來說，情緒憂鬱也會造成腸道蠕動變差，造成排便不順，兩

者互為因果。這剛好跟中醫的理論，思慮傷脾非常的契合，所以讓腸道順暢，藉此養好菌，就是最好的百憂解。

盤點現代人便秘的原因

原因 1 生活習慣不良，沒有定期排便，或是習慣忍便

尤其是 A 型人格的朋友，做事非常認真，總是會想把事情完整做完再休息，工作一忙碌就不起身上廁所。有些女性對於在戶外上廁所會有障礙，因為環境不熟悉又擔心衛生問題。但是，當身體有便意的時候，不立即去解便，要等到下一次，又不曉得要醞釀到什麼時候。

原因 2 飲水不夠、食物中纖維量不足

喝水能夠讓腸道潤滑，使得糞便比較蓬鬆，尤其是夏天流汗多，更要多喝水，但是現代人喜歡喝飲料替代水分，往往糖分爆表，而糖分是腸道壞菌的食物，會刺激腸道壞菌比例增加，好菌減少，造成飢餓又疲倦。另外，過度加工的食品，都是低纖維的食品，沒有足夠的纖維，就沒辦法有效刺激腸道蠕動。

缺乏運動

運動少的人，腸道缺乏刺激很難產生便意。一整天久坐還容易下肢循環不良造成水腫。建議沒有運動習慣的朋友，可以先培養快走習慣。假如沒有時間運動也沒關係，上下班刻意提早一個站牌下車，藉著多走一段路增加運動量。當我們在運動的過程中，腹肌的收縮可以按摩我們的腸道，尤其是有氧運動刺激我們的五臟六腑，順利地幫助身體把廢物清出去。

還有一類的便秘起因是藥物副作用，例如：胃酸過多所吃的制酸劑，感冒鼻炎用的抗組織胺，肌肉痠痛用的鎮痛消炎藥或手術用的麻醉鎮痛劑，身心科抗膽鹼類用藥等等，如果長期服用都會造成便秘的問題。

中醫將便秘族群分為 4 型

類型 1 **熱秘**

飲食不均衡，加工食品多，纖維質攝取少，長期便秘的朋友，若症狀出現口乾舌燥、口臭的現象，歸類為中醫的熱秘，對治處方可以考慮黃連解毒湯。其中的黃連、黃芩、黃柏、梔子可以清熱解毒，改善腸胃道發炎潰瘍的現象。

類型 2　冷秘

　　愛吃冰、喝手搖飲，或生冷食物，像生菜沙拉、水果、優格等等，這種飲食型態容易讓腸道受寒，影響蠕動功能，造成排便不是大好就是大壞，有時便秘有時又解便不乾淨，歸類為中醫說的冷秘，特徵是有臉色蒼白、血色少，女孩子有可能生理期分泌物增多，這時候要用理中湯類的藥方，其中的白朮、乾薑，能夠溫暖脾胃，促進腸道正常蠕動。

類型 3　氣秘

　　常出現在上班族身上，假使有便意但上不出來，大多是因為習慣久坐、不運動，這屬於中醫提到的氣秘，因為同一個姿勢太久，導致氣機不順，腸道不蠕動，對治的方法，可以用木香檳榔丸或是六磨湯，裡面比較多行氣的中藥，可以改善腸道蠕動緩慢的情形。

類型 4　血秘

　　有些女孩子，每個月的生理期來臨，容易生理性缺血，使得腸道供血減少，蠕動不良，可能表現出便秘或是腹瀉的情況，這屬於中醫的血秘，可以吃一些養血潤腸的藥，例如：四物湯、增液湯等等，來改善腸道的供血狀況。

經絡按摩改善便秘

　　除了吃藥以外，也分享幾個穴道按摩改善便秘的方法。肚臍旁開兩寸的位置是胃經的**天樞穴**，而旁開四寸的位置是脾經的**大橫穴**，按壓這兩個穴道可以促進腸道蠕動，消除飯後脹氣，消水腫，改善腸道的血液循環。也可以雙手搓熱交疊貼在腹部，以肚臍為軸心，順時針、逆時針的按摩，假如有打嗝排氣的情形，代表腸道開始蠕動了。

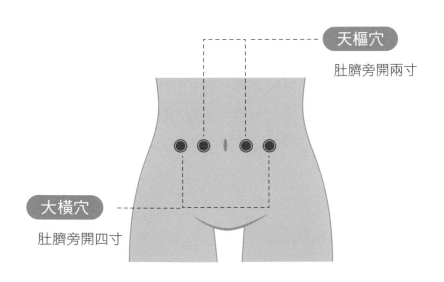

天樞穴

肚臍旁開兩寸

大橫穴

肚臍旁開四寸

　　遠端取穴可以揉按**支溝穴**，在手背腕橫紋下三寸兩骨之間的位置，它屬於三焦經，可以刺激淋巴循環系統，幫助身體排毒，另外，也可搓揉手掌大魚際的位置，**魚際穴**屬於肺經，而在中醫的理論中提到肺與大腸相表裡，也就是說呼吸道與腸胃道的健康息息相關，所以有些人長久便秘也同時伴隨習慣性咳嗽，按摩魚際穴可以潤腸通大便，又可以改善久咳問題。

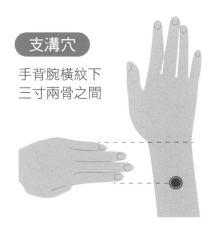

支溝穴

手背腕橫紋下
三寸兩骨之間

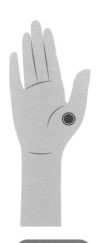

魚際穴

掌心與掌背交界，並於
第一掌骨中點橈側處

另外，一個如廁的小技巧，無論是蹲式馬桶，或著坐式馬桶，都可以踮起腳尖，讓身體稍稍往前傾，讓上身與下身成一個 V 字型，這個動作可以拉伸小腿的膀胱經與腎經，也同時對腹腔形成一個向內的壓力，這時候肛門與恥骨直腸肌呈現一個放鬆的角度，讓糞便比較容易被推送出來。如果小腿或膝蓋比較無力的朋友，可以在廁所準備小凳子，直接踩在上面墊高，也有一樣的效果。

預防便秘的好習慣

如果要終結便秘，習慣的調整是絕對必要的，最後分享 3 個促進腸道健康的日常好習慣：

第一、早晨空腹喝溫開水一杯，這可以當作起床後的第一件事。一早喝水，可以喚醒腸胃道，也把身體的毒素通通淨空。

第二、每坐 40 分鐘，起身動一動。變換姿勢，避免慢性發炎。

第三、睡眠充足，可以穩定自律神經系統，當交感神經系統緊繃，隨時處於備戰狀態，腸道就不容易蠕動。

便秘不單單只是便秘，也會影響情緒與體態，而長久的便秘還有可能會造成腸道息肉，甚至增加罹癌的機會，平時養成健康好習慣，才能讓你腸道暢通、快意人生。

下一個單元，我們將要聚焦腸道生態系統，探討養好腸道菌，幫助你瘦身更順利。

TIPS

便秘會造成身體更容易水腫，還有全身的發炎反應，甚至減緩代謝率。因此人每天吃飯當然也得每天排便，讓進出達成平衡，吃進的食物越快地通過腸道，糖分和油脂就越不會成為你的負擔。

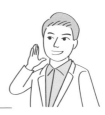

3-2

比吃益生菌更有效，
養好腸道菌的方法

　　科學家發現人對食物的喜好，與他的腸道息息相關，當你想拿起一塊蛋糕，或拿起一根小黃瓜，背後也許是你腸道中數以千萬的微小居民的共同決議，所以，腸道又稱為我們的第二大腦。然而，你身為腸道菌大房東，能不能決定讓哪些好房客留宿，剔除哪些壞房客呢？答案是可以的。

　　腸道微生物群的專家們，做了一個研究，將兩組老鼠分別餵食以相同熱量，不同內容的飼料，其中一組飼料含有豐富的膳食纖維，另一組飼料纖維極低；結果第一組老鼠腸道中的好菌比例明顯多於壞菌，體重穩定，而第二組模擬進食西方飲食的老鼠們，不只體重增加，腸道中壞菌的比例也跟著增加。這個實驗給出了一個結論：**你的飲食決定了你的腸道菌**[1]，也決定你是胖還是瘦。

認識腸道菌

為了成功減重，你必須認識你腸道中的小小夥伴，但是只需要知道大概即可。能幫助你減重瘦身的我們簡稱為瘦菌，它們可以刺激脂肪燃燒，控制食慾，降低體重。腸道中擁有較多瘦菌的朋友，吃進食物不會被完全消化，將近有 20％的熱量會被直接排出，瘦菌家族包括：擬桿菌、雙歧桿菌、阿克曼氏菌。

另一方面，腸道中擁有較多胖菌的朋友，明顯會比其他人吸收更多食物中的熱量，在食物貧瘠的時代，這些胖菌幫助我們存活，但是，在現代，它們卻會讓我們發胖。這些胖菌家族包括厚壁菌門細菌，厚壁菌門其中一類是乳桿菌，存在於牛奶、優酪乳當中，乳桿菌對於人體減重是好是壞，在科學界眾說紛紜。

還記得之前的單元，我們說過減重需要避開乳製品嗎？你並不需要選邊站，只要聰明閃避這些飲食地雷區，就毋需太過擔心。

---

1 Ley RE, Turnbaugh PJ, Klein S, Gordon JI. Microbial ecology:human gut microbes associated with obesity. Nature. 2006Dec 21;444(7122):1022-3. doi:10.1038/4441022a. PMID:17183309.

腸道菌分泌飽足激素抑制飢餓

當我們的腸道瘦菌得到充足的營養，會分泌特定的激素，傳遞飽足訊號給大腦，其中一項就是多肽 YY。除了調控飽足訊號，多肽 YY 提振精神與免疫力，研究發現，蛋白質會誘發多肽 YY 分泌，這有別於我們的刻板印象，**原來以蛋白質為主的飲食，比起碳水化合物，更能讓身體維持較長的飽足感。**

另外，腸道瘦菌也會影響胰島素的濃度水平，某些腸道菌分泌的物質，會依附在脂肪細胞旁，減少胰島素對脂肪細胞的作用，結果是，阻止脂肪的囤積。而這些瘦菌的飼料，多數是膳食纖維，這也解釋了，為什麼大量的蔬菜，可以穩定我們的胰島素濃度，讓我們不易發胖。

我們的身體存在一套控制脂肪燃燒與儲存的系統，在肝臟會分泌一種稱作進禁食誘導脂肪因子（fasting induced adipose factor）的蛋白質，簡稱 FIAF，其中一項功能是抑制脂肪囤積，而有趣的是，我們的腸道菌也會分泌 FIAF，促發條件是減少飲食中的澱粉和糖，聽起來並不難對吧？只要我們利用間歇性斷食，就可以達成這個條件。假使斷食期間，搭配飲用 MCT 油，還可以擾亂腸道菌，讓它們更沒有把營養囤積成脂肪的理由。

瘦菌的飼料

怎麼壯大腸道中的瘦菌呢？只能藉由吃下益生菌的方法嗎？事實上，要能夠通過強酸的消化液成功抵達腸道的瘦菌還真不多，這就像是要送人類登上火星一樣，不是一條康莊大道。然而，你可以選擇另一種方法，藉由投放瘦菌的食物，讓腸道中的瘦菌加速繁衍，同時把腸道中的胖菌驅逐出去。瘦菌的食物，就是益生元，以下我們就來分享常見的益生元有哪些？

● 抗解澱粉

抗解的意思是對消化有抗性，當澱粉在加熱又冷卻的過程，會發生一些變化，讓它們比較容易抵抗消化，成功抵達大腸，而瘦菌非常愛吃這些澱粉。你可以在地瓜、馬鈴薯、綠香蕉中攝取，然而，就我們前面單元討論的，馬鈴薯屬於高 GI 食物，吃下肚血糖會上升太快，而綠香蕉，雖然果糖較低，可是難以入口，最好的選擇是來一條冰烤地瓜。

● 菊糖與果寡糖

菊糖與果寡糖不同於果糖，它們的分子結構很堅固，

無法在小腸被分解，所以可以順利抵達大腸，餵養瘦菌。可以從哪些食物攝取到呢？先介紹你一個日本超夯的食材菊芋，又稱做洋薑，是目前被知道具有控制血糖效用的超級食材，另外台灣比較常見的食物有牛蒡、菊苣、大蒜、韭菜、洋蔥、蘆筍等等，你可以任意添加在你的飲食清單內。

● 來杯咖啡吧！

咖啡中也有不少不易消化的纖維，這是腸道瘦菌特別鍾愛的食物之一。咖啡對於腸粘膜而言，有修復的作用，在咖啡纖維的協助下，腸道好菌可以展開腸粘膜的整修工程。另外，腸道瘦菌鍾愛咖啡的原因，來自含有咖啡多酚，多酚類物質有強效的抗氧化作用，是擬桿菌的食物，除了咖啡以外，可可和多種顏色的蔬菜也可以找到。對於腸道菌而言，咖啡因是可有可無的成分，但是，咖啡因有一個好的作用是幫助脂肪溶解，可以將脂肪酸從脂肪組織釋放到血管當中。所以，黑咖啡、低咖啡因咖啡或是防彈咖啡，都是非常好的選擇。

抗生素：腸道菌的大浩劫

抗生素發明是人類歷史上的醫學革命，自 1942 年首位病人接受盤尼西林的治療後，有成千上萬的人被抗生素拯救性命。當物資與公共衛生欠缺的時代，為了與時間搶命，或許抗生素是一種便捷的選擇，然而，假如在今日，醫學診斷相對更加精準，其實，有很多疾病不需要使用抗生素，或是，有溫和的替代方案，像是我本身從事的中醫與自然食療，也都有對抗病源，改善病情的方法，而使用抗生素，對於腸道生態而言，就等於啟動大規模的核子武器，無論好菌與壞菌，都無一倖免，而在腸道生態系重新演替的過程中，身體會經歷腹瀉或是便秘等腸胃不適的症狀。

有研究發現，使用抗生素的人，更容易有肥胖的問題，成人與孩童皆是如此，尤其學齡前的孩童，假如使用過抗生素，在 3 歲後，體重超重的比例大幅增加。可以解釋的原因，是腸道的壞菌比好菌對抗生素更具有抵抗力，所以，不斷使用抗生素，其實也不斷地改變腸道中好菌與壞菌的比例，進一步造成使身體容易過敏。建議無論是醫事人員或是病人，都得謹慎地看待抗生素的使用。

維護好腸道生態，腸道菌就會成為你的減重夥伴，幫助你控制食慾、減少體重。你會發現瘦菌的飲食喜好，與

我們之前的新陳代謝飲食法相契合，而適當的斷食，還可以刺激腸道菌分泌 FIAF，促進燃脂。

另外還得提醒你，除了抗生素會引起腸道的生態浩劫，情緒壓力與睡眠不足都會影響腸道健康，導致壞菌變多、好菌變少。所以，在減重過程中，你需要時時自我檢核這些因素，瘦身與健康一定得同時並進。

TIPS

好的腸道生態系，可以幫助我們瘦身，方法不是只有吃益生菌。透過提供腸道好菌的飼料，也可以養出腸道瘦菌，這些飼料稱作益生元，例如：牛蒡、菊苣、大蒜、韭菜、洋蔥、蘆筍、地瓜、咖啡等等。

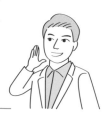

3-3

喝水不夠，易胖又易老

　　大多數的人都知道喝水有益健康，但是你可能不知道，喝水不夠容易發胖。我有一個女病人，約 30 歲上下的年紀，每天喝水量大約只有 1000c.c. 左右，因為工作忙碌，上班打完卡，就有忙不停的事要做，桌上一杯水都喝不完，而且很少起身上廁所，長久下來，她開始有反覆尿道炎感染的困擾，身體經常伴隨有躁熱感。

　　就外型來看，她的小腹突出，下肢水腫，久坐當然是一個原因，然而，另外一個主因是她習慣在辦公室安置一個零食櫃，每當工作忙碌、焦慮的時候，她總是有很強烈的飢餓感。接著，就會打開櫃子，一口又一口的吃起零食。

喝水不夠，容易饑餓

事實上，她的餓其實不是真的餓，而是跟身體嚴重缺水有關。飢餓與口渴兩者的生理狀態類似，都會變得疲倦、情緒容易暴躁，甚至有頭痛的情況。大腦中處理飢餓和口渴兩種感覺的區域是同個位置，因此大腦不容易區分兩者的訊號，甚至經常混淆，導致誤以為口渴是飢餓，反而吃進過多身體不需要的熱量。這就是為什麼喝水不夠容易發胖的原因。

就人體的組成的比例而言，蛋白質佔 17％、脂肪佔 14％，碳水化合物佔 1.5％、鈣與礦物質佔 6％，剩下的 61.5％都是水，換句話說，體重的三分之二都是水，嬰兒的比例更高，所以，水是生命所必須，人可以十幾天不進食，但是 48 小時不喝水就有可能導致死亡。

喝水可提升燃脂效率

喝水充足除了比較不容易餓以外，還能夠透過增加排汗量來提升代謝率，執著與體重數字的朋友，經常會落入一個迷思，喝水都會胖，

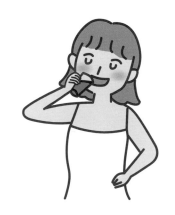

所以不敢多喝水。

　　然而，日本醫學家發現，其實喝水是提升燃脂效率非常好的方法。因為人體大部分的比例都是水，只要攝取充足的水分，代謝率就會提升，藉此燃燒多餘的脂肪。尤其是有些上班族，平日都在冷氣房裡辦公，相對流汗的量比較少，而多喝水，就能促進排汗，同時代謝掉身體的毒素。

　　人體主要兩個排毒的管道，一個是排汗，另外一個就是排大小便。喝水足夠，可以避免腸道缺水，增加腸道的吸水力，軟化糞便，促進腸道蠕動，減少宿便累積，多喝水可以說是一個最簡便的排毒方法。

　　有人擔心喝水會水腫，所以減少喝水量，實際上是一個錯誤。身體有奇特的代償功能，就是缺什麼，儲什麼，當身體攝取水分過少，大腦下視丘會分泌抗力尿激素，反而會造成水分滯留，也就是一般說的水腫，當然體重就會增加，也給全身器官帶來不利的影響。

　　事實上，適量喝水，才是減重的關鍵，因為脂肪的燃燒要靠水解，沒有水分的參與，肝臟分解脂肪的功能就會受到影響，另外，腎臟功能和排汗功能，無法得到充分的發揮，加上排便不順暢，都會讓毒素無法順利排出，而影響整體代謝率。

喝水預防泌尿道、心血管疾病

另外，喝水太少，也會導致一些疾病發生，例如：尿結石、尿道炎，也會增加大腦血栓、冠心病發生的機率，目前醫學上，大家漸漸把身體的慢性發炎，與新陳代謝疾病畫上等號，如果你經常有口渴的狀況，有很大的機率，反應身體已經有不同程度的發炎。

喝水量要多少？什麼時間喝最好？

那麼怎麼樣喝水才算夠呢？一般而言，人每天的喝水量至少要與消耗的量達到平衡，人體一天的排量大約為1500c.c.，再加上形成糞便、呼吸過程以及皮膚蒸發的水分，總共的消耗量大約為 2500 c.c.，而人體每天從食物中吸收或從新陳代謝過程獲得的水分大約有 1000 c.c.，所以至少還要在喝 1500 c.c. 左右，因應每個人體重的不同，建議喝水量要達到體重（KG）乘以 30（c.c.），但是要減重的朋友，水量還要更多，必須乘以 40 c.c.。

喝水量公式
- 一般人：體重（kg）✕ 30（c.c.）
- 減重者：體重（kg）✕ 40（c.c.）

至於喝水的時機要怎麼分配呢？原則上以平均為原則，不要等到口渴才喝水，提供幾個建議：

建議 1 一早起床就先喝 300 ～ 400c.c. 的水

可以喚醒身體各項生理功能，還可以刺激胃結腸反應，促進腸道排宿便。以中醫的觀點，早晨的 5 ～ 7 點，正好是大腸經值班的時候，這是身體排毒最好的時機，再來 7 ～ 9 點是胃經值班的時候，最好要趕快吃早餐，身體才不會從腸道的宿便攝取營養。

建議 2 兩餐間，都要適量補水

有些上班族一進辦公室就頭昏腦脹，哈欠連連，排除工作壓力的原因外，有可能是因為春夏兩季，氣溫較高，血管舒張，導致大腦的血液和氧氣供應減少，緩解的方法就是多喝水，增加身體的血流量。

建議 3 餐前半小時喝水 300c.c.

可以降低食慾，避免吃得過多。

建議 4 **睡前潤潤喉**

　　一般情況，我們每天晚上經呼吸呼出 250 ～ 300c.c. 的水，皮膚也會蒸發 500c.c. 的水，睡前喝水 100 c.c. 潤潤喉，可以防止血液變得過於濃稠，但是喝得太多，又怕造成夜間頻尿影響睡眠，所以睡前 3 ～ 4 個小時，飲水建議小口小口喝就好。

　　然而，吃飯時應該避免喝水，因為這時候喝水會沖淡消化液，影響食物的消化，讓人容易脹氣，所以，坊間有人提倡飯水分離法，很鼓勵大家嘗試。以不影響消化為原則，飯後最快 1 小時後再喝水。

可以用咖啡、茶來代替水嗎？

　　茶、咖啡不能完全的代替開水。營養學家指出，茶葉中有茶鹼、咖啡因和多種維生素、礦物質，的確對人有幫助，但不是多多益善，咖啡因少量可以保護心血管，然而，過量的咖啡因，也會引起心悸的問題，再來，茶和咖啡都有利尿的作用，不見得能為身體完全利用。

　　不喜歡喝水的人，可以用什麼替代呢？這裡建議，可以添加檸檬（比例可以參考 1000 c.c. 搭配半顆檸檬）、薄

荷葉、菊花讓水增添一些味道，而氣泡水也是讓喝水增添趣味的方法。

套用一句名廣告台詞：「多喝水沒事，沒事多喝水。」多喝水，除了可以預防疾病，也能提升減重效率。但是，喝水的原則要平均，假如久久喝一大杯，身體不但沒辦法充分利用水分，反而一下子就經由小便流失掉，身體還是處於缺水的狀況。

最好的方法，是把水杯擺在視線看得到的地方，以時時提醒自己多喝水。不過，需要特別注意的是，多喝水減重雖然適合大多數人，但是有腎功能衰竭或是心臟衰竭的朋友，就不適合多喝水減重，必須依醫囑適量喝水。

TIPS

喝水喝不夠，易胖又易老，建議減重的朋友喝水量要達到 2000 c.c. 以上，3000 c.c. 更好，可以幫助提升新陳代謝，降低體內的發炎反應。另外也做個小練習，在筆記本或手機內做每日飲水紀錄，逐步往目標水量努力。

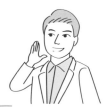

睡眠 7 小時燃脂 300 卡

　　每個人一生當中，平均有四分之一的時間是在睡眠中渡過，一晚好眠，可以幫助我們修復受損組織，恢復身心活力，還有一個好消息，好的睡眠能讓你減重更有效率。據研究發現，**每天睡滿 7 小時可以促進燃脂 300 大卡，堪稱是最棒的懶人減重法。**

　　日本減重名醫佐藤桂子提出的「7：3：3 睡眠減肥法」，強調晚上一定要睡滿 7 小時，盡量在晚上 8 點至 12 點之間上床睡覺，第一個「3」指的是入睡後 3 個小時不會醒來，第二個「3」則是指凌晨 3 點要熟睡。

　　這與中醫的經絡理論一致，肝膽經運行在晚上 11 到凌晨 3 點，是身體解毒的時間，同時生長賀爾蒙分泌，幫助代謝老舊組織、重建細胞。這個時間最好要熟睡。如果中

斷睡眠，肝臟休息不足，脂肪的代謝也會變慢。

睡眠品質不好容易肥胖

根據哥倫比亞大學研究，與睡眠時間 7 小時的人做比較，睡 5 小時的肥胖率多出 52%，只睡 4 小時的人的肥胖率則高達 72%[1]。一般來說，睡眠 7 小時，是成年人的建議睡眠時間，而成長中的小朋友也許需要更多。但是，比起睡眠時數更重要的是睡眠的品質，好的睡眠品質，包括入睡時間快，深睡時間長。

人的大腦有一個內在的生理時鐘，讓我們在該睡的時候產生睡意，但是如果經常在該睡的時候不睡，撐過一陣睡意你會感覺精神又來了，這是因為身體開始二度分泌皮質醇，但是經常熬夜，會讓你的生理時鐘錯亂，進而導致賀爾蒙失調。

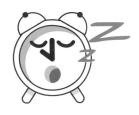

1　Gangwisch JE, Malaspina D, Boden-Albala B, Heymsfield SB. Inadequate sleep as a risk factor for obesity: analyses of the NHANES I. Sleep. 2005 Oct;28(10):1289-96. doi: 10.1093/sleep/28.10.1289. PMID: 16295214.

食慾旺盛源自睡眠不足

還記得賀爾蒙濃度會隨著生理節律有潮汐變化嗎？自然的生理節律，人在早晨類生長賀爾蒙（Ghrelin）會降低，而瘦體素分泌會比較高，前者跟我們的飢餓感相關，後者跟我們的飽足感相關，這在我們先前的單元有提到，一來一往的加成作用，人就比較不容易飢餓。假如睡眠品質不佳，就會讓你瘦體素分泌濃度偏低而類生長激素偏高，你起床感受到的，不會是滿滿的活力，而是滿滿的飢餓感，一整天就比較容易過量飲食。

到了夜晚，類生長激素濃度會上升，瘦體素濃度會下降，對於許多習慣晚睡的人來說，越晚食慾越好，多吃一頓宵夜是稀鬆平常的事，但是，我們的老祖先可沒有這樣的習慣。夜間的胰島素是會分泌更旺盛的，你所吃下肚的食物，更大的機率造成肥胖。改掉吃宵夜習慣的最好方法，就是早早就寢。

2013 年 3 月美國心臟病學會發表了一則實驗研究，幾名受試者在 3 天內盡情地睡覺，接著 8 個晚上，一半的受試者能睡飽，一半則只能睡 5.2 小時就得中斷睡眠，結果顯示睡眠較少的人比起睡眠充足的人，每天囤積了 550 卡的熱量，相當於一個漢堡加一份薯條，然而，睡眠不足，

也讓他們醒時的活動變少，多出來的熱量就全部囤積起來，兩週後，睡眠不足的受試者體重都增加超過 1 公斤以上。

　　這個結果，更加證明良好的睡眠品質，是控制體重的關鍵，甚至比運動更重要，基本上，假如長期睡眠不足，運動的動機就會下降，除非你有過人的毅力。針對減重的 3 個大重點，飲食、睡眠、運動，先顧好前兩項，是大多數人比較能做到的。

現代人普遍睡眠不理想

　　由於電燈的發明，人類的文明有跳躍性的進展，但對於人類的睡眠品質卻不是件好事。身體隨著日光的照射，有最自然的生理節律，這個狀態下大腦松果體的褪黑激素可以恰當的分泌，讓我們產生睡意，但是日光燈管卻破壞了這個機制。經常加班的朋友，睡眠品質普遍不好，下班後的補償心態，容易促使你無意識的滑手幾、追劇，讓你的大腦接受過量的藍光刺激，持續興奮的狀態，這時候躺下睡覺，即使身體很疲倦，卻怎麼也睡不著，就像你想把高速運轉的電腦強迫關機，你會發現它主機板還呈現過熱的狀態，於是風扇持續的運作，需要一段時間才會冷卻下來。然而，在這樣的狀態下入睡，你也不見得睡得安穩，

有可能會淺眠、多夢，隔天早上起身會有全身痠痛，頭昏腦脹的感覺。

根據腦科學的研究，好的睡眠品質，包括深睡的時間要長，入睡時間要快，針對以上這兩點，可以提供你改善睡眠的 3 個對策，分別是中藥治療、飲食補充以及行為調整。

中醫治療失眠

中醫認為失眠的原因是臟腑機能失調、氣血虧損間接造成的，想要睡一晚好覺，五臟六腑的能量要平衡，治療方面要辨別是哪個臟腑出現問題，例如：日間壓力大、思考過度的人，是屬心火過亢的狀況，心為君主之官，容納我們的意識，讓我們可以思考，但是人將睡的時候，意識應該要由上往下進入腎，中醫的腎可以封藏我們意識，讓我們睡得深沉，如果腎的能量不足就會淺眠。

心與腎不能互相協調，中醫的術語稱作心腎不交，對應現代醫學的說法相當於自律神經系統失調。治療上可以用黃連來清心火，用肉桂來補腎氣，就能讓心腎互相交流，產生睡意。

如果是睡眠多夢又淺眠易醒的患者，是屬於肝血不

足，這類的病人通常循環不好，造血功能較差，中醫理論肝藏魂，肝血足則魂藏，肝血虛則魂越，肝是體內最大的器官，血流量豐富，負責多重生理功能，讓內分泌系統和消化系統都能正常運作，在治療方面，會以白芍、當歸、菟絲子、巴戟天這類藥材來補肝血，藉此穩定睡眠。

再來長期憂鬱，情緒容易低落或是起伏很大的病人，睡眠一定也不理想，中醫認為這是腎氣不足，人會缺乏行動力，容易落入負面的思考中，中醫會用菟絲子、桑寄生、珍珠母、牡蠣這些藥材，來安定情緒、補強腎氣。

飲食補充

有研究發現睡前吃一湯匙好油可以幫助加深睡眠品質，像是橄欖油、亞麻仁油、魚油、磷蝦油等等，富含omega-3 不飽和脂肪可以幫助大腦神經系統修復，也可以安撫情緒，減輕焦慮與憂鬱。另外，前面的單元提到睡前補充一湯匙 MCT 油，也是很好的選擇，幫助睡眠品質外，在睡覺的過程同時促進燃燒脂肪，實際測試，隔日起床，大腦的思緒會變得清晰。

行為改變

方法 1 睡前儀式

　　建議在睡前可以安排 15 ～ 30 分鐘的睡前儀式，例如：瑜伽、靜坐冥想，很多人的工作與休息沒有清楚的分界，睡前儀式可以幫助身心慢慢放鬆，過渡到準備入睡的狀態。

方法 2 固定時間起床

　　每天盡量在固定的時間起床，起床要曬太陽，藉著日光調節內在的生理節律，幫助夜晚來臨的時候會有睡意，曬足夠的太陽，能讓身體產生維生素 D，根據醫學研究，維生素 D 不足會影響睡眠時間、品質還有起床的情緒。即使是假日也盡量早起，很多人有補眠的迷思，認為假如有幾天睡不好，能睡的時候要睡久一點，其實並不正確，這樣的睡眠方式讓你的生理節律不固定，可能會讓你越睡越疲倦。

方法 3 接地氣

　　建議有空時，可以赤腳踩在土壤上，這稱作接地氣，對於工作情緒壓力大的朋友，身心過度消耗時，身體會產

生自由基，它是一種正電荷，而大地充滿負離子，可以平衡身體的正電荷，減輕發炎反應。

睡前不該做的事

1. 劇烈運動，睡前 2 小時內運動會干擾睡眠。

2. 高亮度的照明，避免過多的 3C 產品會產生藍光刺激，讓大腦亢奮。

3. 看血腥暴力或是會挑起情緒的影視節目。

「自然給予人們的甘露是睡眠。」英國詩人洛克如此說道。一晚好覺不只修復你的身體，還可以幫助你變瘦變美。不過有品質的睡眠，必須仰賴好的飲食以及生活習慣。睡眠雖然只佔人生的 1/4，卻幾乎主宰了一切，當你一早起床的心情是美好的，你會更有自信創造美好一天。

TIPS 睡眠 7 小時可以幫助燃脂 300 大卡，而長期睡眠不足容易發胖。透過中醫治療、飲食補充、生活調整，可以逐步改善睡眠品質。

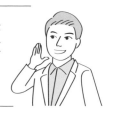

生理期週期減重法

　　生理期是女性獨有的特徵，就像月亮的週期性變化一樣，女孩們每個月都會經歷一次，因此又稱作月經。古希臘人們信奉女神，認為女神擁有自然的創造力和轉變意識的力量，而經血與乳汁象徵女性的權柄，滋養著生命。然而，對於現代女性而言，每月的生理期，反倒像是女性的枷鎖，造成諸多不變，令減重朋友擔憂的是，似乎每到經前體重就會停滯，甚至反彈上升。

　　伴隨著生理期的來臨，女性身體會有許多變化。在經前，女性體內的雌激素會緩緩的上升，讓子宮的內膜充血增厚，好為了受孕而準備，同時雌激素也會促進身體鎖住脂肪，尤其是腹部與臀部。

　　在雌激素的作用下，身體容易水腫，下肢尤其明顯。

等到雌激素與動情素上升到足夠的濃度，就會促進排卵，釋出卵子的卵泡會變成黃體，釋放黃體素，以穩固子宮內膜。一旦這個週期沒有受孕，子宮內壁就會剝落，成為經血排出，體重會再度減輕，生理期前到生理期當中，身體多出來的水分與脂肪，讓我們的體重看似增加，但是在週期結束後下降，只要清楚這個生理規律，配合一些飲食、作息的調整，可以讓我們的減重過程更順利。

賀爾蒙變化的過程，女性朋友的情緒也會有波動，雌激素和黃體素的濃度變化太迅速，會導致情緒憂鬱的問題。而情緒的憂鬱，經常造就我們容易過度飲食，或是對甜點失去抵抗力。雌激素與黃體素就像中醫的陰與陽，必須平衡，才能最佳的運作，讓生理期順利的完成。破壞這個平衡的因素很多，最大的兩個就是情緒壓力與睡眠不足。

生理週期減重法

承接上述，整個生理期會遇到的 3 個問題，分別是脂肪囤積、水腫以及情緒低落。只要我們最大程度地減輕這些問題，經期過後，體重又會快速的下降。我將生理期減重的對策分為生理期前、中、後來跟你分享。

禁食生冷，多攝取好油好蔬菜

有些朋友一到經前就會躁熱，愛喝冰水，吃冷食，這會間接造成小腹突出。以中醫的理論來看，小腹緊實與否，反應一個人的身體年齡，以人體經絡的走向觀察，通過小腹的經絡有任脈、肝經、脾經、胃經、腎經，與現代生理學的交感神經系統、消化系統和泌尿道系統息息相關。假如，飲食過於生冷，容易讓這些經絡的能量低落，不但腸胃容易消化不良，膀胱會變得敏感，還會導致下腹經膜鬆弛，小腹看起來就會往下垂。

經前也是女性朋友的免疫力比較低下的時候，這時候若遭遇到外來的病原，就很容易生病，譬如吃下不新鮮的生菜，容易造成女孩子的陰道細菌感染，導致失理期前後分泌物過多，經前感冒也時常發生。身體一旦呈現發炎狀態，會干擾身體的燃脂效率，造成體重停滯，也影響生理期規律，甚至有些人因此延後來經。

為了對抗發炎、減緩經痛與行經不順的問題。經前飲食除了遵守新陳代謝飲食原則，可以多吃顏色豐富的蔬菜，藉由攝取多種植化素，來對抗發炎。還記得富含 omega3 脂肪酸的

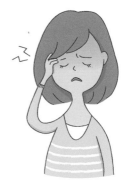

好油嗎？可以減少發炎，行經期間都可以補充，另外，建議生理期前一週，中午的澱粉一小碗不可以少，譬如糙米、地瓜、豆類，優質澱粉中的維生素，可以幫助穩定情緒。

生理期中　避寒就溫、穩定情緒

　　月經當中，也要避免受涼，尤其女孩子洗完頭後，必須要馬上吹乾，頭部有許多經絡行經，如果頭髮濕濕的，又吹風受涼，長期下來，容易造成偏頭痛的發生。有些身體較敏感的朋友，生理期著涼，經血量會大減，甚至中斷，下腹會有悶悶脹脹像是經血排不乾淨的感覺。沒有完整結束的生理期，讓身體呈現水腫狀態，體重自然也降不下來。

　　經期中的飲食，除了延續新陳代謝飲食原則，還可以吃一點85％以上的巧克力，每天15克以內，大約兩片，為什麼要強調85％呢？低於85％太甜，高於85％對有些人來說太虐心，85％這是有一點甜，又不會太甜的比例，黑巧克力含有豐富可可酚，它是一種抗氧化物質，可以緩解經期疼痛。另外，黑巧克力也富含鉀，有幫助消水腫的效果。

生理期後　加速消水腫、補鐵、恢復元氣

　　為了更快速的讓身體排除多餘的水分，飲食可以多攝

取深綠蔬菜，這類蔬菜富含鉀和鎂 [1]，包括地瓜葉、空心菜、菠菜。對女孩子而言，經後要補血，想要補充因經血流失的鐵質，可以攝取小松菜、紅豆、芝麻葉、紅莧菜等，這類蔬菜鐵質豐富。以補鐵來說，紅肉比較好，以燃脂角度，白肉好，所以，經期後可以適量攝取紅肉，而經前以白肉為主。不過，需要注意的是，紅肉可能含有過多雌激素，盡量選擇好的來源，例如：放牧的牛、羊、豬。

　　整個生理期間，假如伴隨經期症候群，例如：頭痛、胸脹、下腹腫脹、噁心等等，可以利用穴道按摩來緩解，這裡分享 3 個重要穴道：三陰交、關元、水道。

穴位 ① 三陰交穴

　　位置在足內踝尖上三寸，是脾、肝、腎三條經絡的交會穴，可以兼顧消化、內分泌、泌尿系統，改善下腹悶脹、疼痛、水腫的問題。

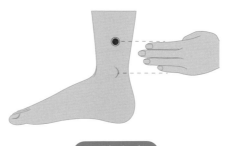

三陰交穴

1　Walker AF, De Souza MC, Vickers MF, Abeyasekera S, Collins ML, Trinca LA. Magnesium supplementation alleviates premenstrual symptoms of fluid retention. J Womens Health. 1998 Nov;7(9):1157-65. doi: 10.1089/jwh.1998.7.1157. PMID: 9861593

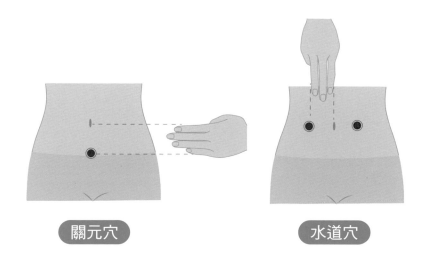

關元穴　　　　　　　水道穴

穴位 ② 關元穴

　　是人體重要的保健穴，位置在肚臍下三寸，揉按可以改善子宮虛寒以及頻尿問題，對於腹部肌肉鬆弛也有幫助。

穴位 ③ 水道穴

　　關元穴旁開兩寸是水道穴，顧名思義功效是通調水道，可以改善泌尿道系統的問題，能夠消水腫，也能調經期、消脹氣。

　　停經後肥胖是蠻常見的現象，除此之外，女性朋友通常會暫時經歷睡眠差、燥熱、情緒不穩等症狀，這是因為雌激素與黃體素的濃度降低的關係。這個階段對很多女性

朋友很難熬，情緒容易大起大落。在這裡，給親愛的女性朋友心理建設，這些症狀只會是暫時的。

其實，可以把女性的更年期，看作是經歷第二個青春期，度過這個階段後，賀爾蒙又會再度穩定。即使，卵巢已經不再繼續作用，**我們的脂肪細胞也會分泌雌激素** [2]，而黃體素也可以依賴腎上腺分泌，身體在停經後會找到新的平衡點。

假如更年期症候群的症狀很難熬，建議可以多補充一些好油，例如：亞麻仁油、酪梨油、月見草油，給身體一些替代的植物雌激素，可以緩解身體不適感，適度的舒壓活動也有幫助，黃體素與皮質醇同屬於腎上腺皮質素，減少皮質醇的製造，黃體素的產能就會更多。

「女人是水做的。」這句話是說明，女性朋友柔情、感性的一面，允許情緒自然的流動。生理期其實是老天對於女性朋友的恩賜，藉由每次的生理期，彷彿經歷了一次心情 spa，透過釋放情緒的壓力和經血的排除，幫助身體

2　Grodin JM, Siiteri PK, MacDonald PC. Source of estrogen production in postmenopausal women. J Clin Endocrinol Metab. 1973 Feb;36(2):207-14. doi: 10.1210/jcem-36-2-207. PMID: 4688315.

替換陳舊的組織。順著賀爾蒙的變化，調整減重的步調，可以讓女性朋友，生理期更加愉快舒適。

● 呂醫師瘦身小教室 ●

喝冰的容易囤積肚子脂肪，
這是有根據的說法嗎？

脂肪在中醫又稱作痰飲，是經絡不通的產物，寒凝熱瘀都是造成經絡不通的原因。在人體腰際間有一條稱為帶脈的經絡，環繞我們的腹部一圈，就是我們平常繫皮帶的地方。

假如我們吃了冰冷的食物，身體為了要禦寒，就會在帶脈製造出一層厚實的脂肪牆，來保護內臟。由生理學的角度來看，身體的各項生化反應需要熱量來進行，吃下冰冷的食物讓體內的溫度下降，生化反應會變慢，基礎代謝率也會跟著下降，身體更傾向囤積脂肪，中醫有句話說「臟寒生百病」是有道理的。

注意你的壓力溫度計 ——
皮質醇

電影《穿著 Prada 的惡魔》中的主角安娜，為了應付挑剔又難搞的老闆米蘭達，幾乎 24 小時待命，工作與生活沒有明確的界線，讓她錯過生活中許多重要時刻，導致與伴侶關係斷裂，原來人人稱羨的時尚工作，是用許多犧牲換來的。

適度的壓力可以讓人成長，而過度的壓力卻使人崩潰。工時過長、緊張的伴侶關係、難搞的親子問題，通通都是生活的壓力源。過度的壓力也讓賀爾蒙失衡，假如正在減重的你，同時處於高張的壓力中，你會發現不管吃得再怎麼少，體重似乎就是穩穩不動，因為你的壓力賀爾蒙正在阻止身體燃脂。

壓力賀爾蒙：皮質醇

簡單介紹一下皮脂醇，它是一種腎上腺皮質素，主要功能可以調控身體的血糖、血壓，還有減緩發炎反應。當我們面臨壓力的時候，腎上腺就會分泌皮質醇，這是身體的一種保護機制，在石器時代的老祖先，遭遇的壓力也許是躲避毒蛇猛獸，危機的當下到底要打還是要逃？透過皮質醇濃度上升，讓血糖、血壓升高，身體的瞬間爆發力大幅提升，幫助老祖先們度過生存危機。然而，現代人面臨的壓力，大多不是生死攸關的情況，而是無法短時間解決的問題，這時皮質醇濃度持續處在高點，長久下來，罹患高血壓以及糖尿病的風險可能大幅提升[1]。

正常的皮質醇濃度會隨生理節律而變化，早上 6 ～ 8 點分泌旺盛，血糖因此略略上升，人體的飢餓感會降低，而當夜晚來臨，皮質醇濃度會下降，提供人好好休息的條件。

---

1 Cohen S, Janicki-Deverts D, Doyle WJ, Miller GE, Frank E, Rabin BS, Turner RB. Chronic stress, glucocorticoid receptor resistance, inflammation, and disease risk. Proc Natl Acad Sci U S A. 2012 Apr 17;109(16):5995-9. doi: 10.1073/pnas.1118355109. Epub 2012 Apr 2. PMID: 22474371; PMCID: PMC3341031.

如果經常地加班工作，壓力會促使夜間的皮質醇依然增高，該睡的時候就很難入睡。久而久之，皮質醇濃度就會異常，白天的時候過低，晚上的時候反而過高，一早起來精神疲憊，飢餓感滿載，而夜晚明明很累了，躺在床上卻怎麼也睡不著，這就是腎上腺疲勞症候群的開端。

腎上腺疲勞症候群

是的，你的腎上腺也會過勞，當你過渡消耗你的腎上線，血液中讓你感覺良好的神經傳導物質也會減少，包括血清素、多巴胺等等，你會開始感覺情緒容易憂鬱，工作提不起勁，專注力下降，晚上不易入睡，而白天起床後，人還是相當的疲倦。除此之外，你的代謝率也會因此而下降，無論你的年紀如何，都可能變成中廣型的身材。

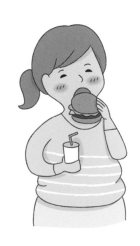

為什麼壓力大的人先胖小腹呢？因為人的腹部脂肪細胞有比較多的皮質醇受體，壓力來臨，皮質醇分泌增加，最容易在此囤積脂肪。壓力不只對你的身材造成影響，還會讓你對又鹹又甜的食物充滿渴望，

接著，各種新陳代謝疾病，包括血壓過高、高三酸甘油脂、空腹血糖值上升，都可能悄悄找上你。

疲倦的時候，有些人會用咖啡來提神。在身體健康的狀態，一杯咖啡可以讓你的精神更加專注，也能幫助提升代謝率，好處相當多，這在我們的之前的單元都有提及。但是當你的腎上線已經過勞時，飲用過量的咖啡，就像你開著油表快見底的轎車，還拼命的猛踩油門，只會把油箱的油加速耗盡。

研究顯示，咖啡因會增加皮質醇分泌，如果你已經有腎上腺疲勞的症狀，建議你把咖啡因的攝取減量，或者，飲用低咖啡因咖啡，也可以改喝其他提神飲料，像是紅茶、綠茶、瑪黛茶，還有無咖啡因的國寶茶。另外，酒精飲料同樣也會增加皮質醇的分泌，效果在男性身上會維持 24 小時，女性朋友會更久，為了兼顧減重與減少肝腎負擔，盡量只在作弊日喝，而且酌量攝取。

如何紓解壓力和過高的皮質醇？

事件對身體的反應，取決於我們怎麼看待他們。當一個事件發生在我們身上後，首先，我們大腦的下視丘、杏仁

核、海馬迴，這些掌管情緒的部位會去辨識它，當大腦把這個事件定義成一件壓力事件，就會引發焦慮、憂鬱的情緒，同時通知腎上線，分泌皮質醇，這個路徑稱作下視丘腦垂體腎上腺（HPA）軸，然而，藉由特定的減壓方法可以有效降低這個壓力連鎖反應。接下來，就一一跟你介紹。

方法 1　正念減壓 MBSR

MBSR 全名為 Mindfulness-based stress reduction，這個方法是由喬・卡巴金博士所創立的，藉由靜觀練習，幫助練習者連結自己的身體、感受、情緒、想法，在身心壓力中有所覺察，打破壓力的慣性反應模式。研究發現，正念減壓方法能降低因為壓力而上升的皮質醇，並且有效改善睡眠，減少焦慮、憂鬱的情緒，同時也能夠降低體重和減少腹部脂肪堆積。

方法 2　練習瑜伽

透過瑜伽動作可以幫助放鬆過度緊繃的身與心，也能夠雕塑體態。例如：背部過度緊繃的朋友可以嘗試嬰兒式，身體腹側像嬰兒一樣蜷縮起來，讓背部筋膜整個舒展放鬆，這個動作能夠減緩日常的焦慮感。對於經常久坐導致下肢循環不良的朋友，可以嘗試橋式，將身體平躺，膝蓋

彎曲，把骨盆往上挺起來。這個動作能有效改善下肢循環，以及女性朋友的經期症候群。

方法 3　腹式呼吸

這是瑜伽、靜坐、氣功與各種修行法的根基，呼吸是我們一輩子的夥伴，腹式呼吸能充分利用我們的肺葉，藉由橫膈下移，胸闊打開，肺部的氣體交換效率最佳，同時腹式呼吸還可以平衡我們的自律神經系統。只要你感覺到焦慮、緊張的時候，不拘任何空間、姿勢，你可以時時刻刻用腹式呼吸的方式來安穩自己。

中醫治療

● 針灸治療

有一個實驗研究，一群收案女性，進行每週 3 次的針灸治療，連續 12 週，可以有效改善更年期的潮熱、盜汗等症狀 [2]，同時，監測尿液 24 小時，發現皮質醇數值顯著

2　Sunay D, Ozdiken M, Arslan H, Seven A, Aral Y. The effect of acupuncture on postmenopausal symptoms and reproductive hormones: a sham controlled clinical trial. Acupunct Med. 2011 Mar;29(1):27-31. doi: 10.1136/aim.2010.003285. PMID: 21383392.

降低。經實驗證實，針灸能緩解身體過度活躍的壓力反應。假如，你正因為壓力而身心不堪負荷，又不想吃藥，針灸是幫助你疏通經絡、釋放壓力的最佳替代療法。

● 中藥治療

你一定聽過人參對於身體的好處，在實驗室研究中，發現人參對於皮質醇過高的試驗者，可以減輕疲勞感並且提升專注力，在各國文化中都可以見到類似人參的強效補給品，例如：秘魯的瑪卡、美國的粉光參、韓國的高麗參、印度的睡茄等等，它們同屬五加科，算是表親關係，都具有降低皮質醇濃度的效用，除了五加科，其他經實驗證實有效的中藥，還包括黃柏以及紅景天[3]。

另外，食物補給品方面，薑黃是已知抗氧化力最高的超級食物之一，可以舒緩疲憊的腎上腺。如何使用呢？只需要在飯菜上灑一些，作成薑黃飯，或者，補充薑黃膠囊、薑黃錠，也很方便。

3　Noreen EE, Buckley JG, Lewis SL, Brandauer J, Stuempfle KJ. The effects of an acute dose of Rhodiola rosea on endurance exercise performance. J Strength Cond Res. 2013 Mar;27(3):839-47. doi: 10.1519/JSC.0b013e31825d9799. PMID: 23443221.

壓力的調適，需要對自己溫柔的關注。現在感覺一下你的肩膀，有沒有不自覺地緊繃呢？其實可怕的一向不是壓力本身，而是身處壓力之中的你渾然不自知。超過負荷的壓力會導致身心疾病，也讓人更容易發胖。

處理壓力的第一步，你需要先意識到壓力存在，千萬別忽略來自身體的小聲音，也不該習慣壓抑情緒感受，任何不舒服的狀況，都是讓我們可以重新檢視生活的契機。既然成長無法逃離壓力，學習如何與壓力共處就是最好的對策。

壓力賀爾蒙皮質醇會減緩身體的燃脂效率，如何紓解壓力和過高的皮質醇？你可以嘗試：
1. 正念減壓 MBSR。
2. 做瑜伽。
3. 腹式呼吸法。
也可以透過中藥治療與針灸，幫助代謝掉體內過多的皮質醇。

TIPS

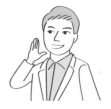

3-7

燃脂餐盤自我檢核

　　如何準備自己的燃脂餐盤呢？這個單元要帶你實際操演，假如你完整讀過本書第一、第二部，代表你已經對瘦身藍圖描繪出的飲食觀有全面的了解。怎麼將這些觀念應用在生活中，就是接下來我們要探討的內容。透過幾個案例分享，你可以找到一些方向。就我臨床觀察，對自己的飲食掌握度越高的朋友，瘦身效率越好。

　　重新溫習「讓食物成為你的夥伴」以及「減重飲食地雷區」兩個板塊，我把重點整理成口訣條列如下，準備餐點前你可以快速核對：

燃脂餐盤口訣

1. 蛋白質增代謝力，一餐至少一掌心。
2. 原型澱粉一小碗，晚餐分量可限縮。
3. 高纖蔬菜一大碗，兩種以上不嫌多。
4. 蔥薑蒜與調味粉，吃好油可排壞油。
5. 減重水果非必要，一日限量一拳頭。
6. 正餐以外需斷食，自我檢核飽足夠。

減重飲食地雷區

- 高 GI 澱粉　玉米、芋頭、馬鈴薯、南瓜、糯米、紫米、大麥。
- 高熱量飲料　手搖杯、酒類、含代糖飲料、蜂蜜。
- 加工澱粉　白飯、粥、麵條、米粉、麵包、貝果、穀片、即時燕麥。
- 加工肉品　餃類、鍋貼、肉羹、火腿、臘肉、香腸。
- 豆製品慎選　豆腐、豆皮、豆干。

  * 有機為佳，豆製品可以吃，但占蛋白質攝取總比例 2～3 成。
  * 無糖豆漿一天限一杯。

- 絕對不吃醬　甜辣醬、烤肉醬、豆瓣醬、美乃滋。
- 乳製品避開　牛奶、優格、起司、優酪乳。
- 高糖分水果　高 GI 水果、果汁。
- 外食不喝湯！

示範餐盤

忙碌上班族，化被動為主動！

美美在公家機關上班，尚未減重前，她習慣一早買好早餐，直接前往辦公室，邊工作邊用餐，早餐習慣吃蛋餅或三明治，搭配一杯豆漿。中午休息時間很充裕，經常想不到要吃什麼的美美，會跟著辦公室的同仁一起訂便當，而大部分都是中式便當，配菜稍嫌油膩。下班後，她會為自己烹調簡單的晚餐。

為了落實燃脂餐盤，美美決定化被動為主動，善用辦公室有冰箱與微波爐的優勢，晚上煮一頓分兩餐，帶便當去公司，早餐就蒸 2 個水煮蛋，頂多加一杯無糖豆漿。她的燃脂餐盤如下：

示範中以促進新陳代謝為目的的燃脂餐，前面一律冠上「燃脂」作為區分。

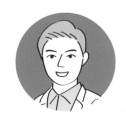

案例 ❶ 燃脂餐盤

燃脂蛋白質	▶ 玉子燒、雞腿肉
燃脂澱粉	▶ 地瓜
燃脂油脂	▶ 橄欖油
燃脂調味料	▶ 優質醬油、香料粉
燃脂蔬菜	▶ 秋葵、紅蘿蔔
燃脂水果（非必要）	▶ 無

自我檢核
確實
吃飽

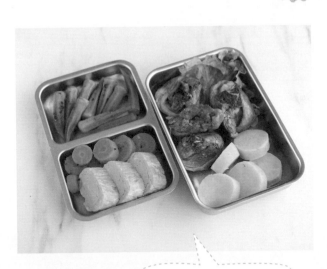

上班族美美的燃脂餐盤，
有豐富的蛋白質與蔬菜。

案例 2 與公婆同住，學習建立心理界線，明確提出請求

小敏結婚後，就與公婆同住，婆婆心疼兒子、媳婦上班忙碌，自己親手料理三餐又幫忙一家大小準備便當，面對如此熱心的婆婆，小敏總是唯唯諾諾得不敢表達自己，生完孩子後，自己身材已經明顯發胖，很想要減重瘦身，不過婆婆準備的飯菜太過豐盛，拒絕吃飯怕被冠上不知感恩的名號，更別說跟婆婆要求改變餐點了。

小敏為了落實燃脂餐盤，她嘗試建立心理界線，明確提出請求。她終於鼓起勇氣跟婆婆開口，說自己想要減重，想請求婆婆幫忙，沒想到婆婆絲毫沒有反感，反倒非常支持媳婦的減重行動，兩個人一起商量減重對策。小敏準備幾個的餐盒，裝自己需要的食物份量給婆婆看，之後，婆婆就習慣用餐盒來裝小敏需要的飲食份量，讓我們來看看小敏的餐盒。

案例 ❷ 燃脂餐盤

燃脂蛋白質　　▶ 雞胸肉

燃脂澱粉　　　▶ 無

燃脂油脂　　　▶ 橄欖油、肉本身的油

燃脂調味料　　▶ 薄鹽醬油

燃脂蔬菜　　　▶ 水蓮、花椰菜

燃脂水果（非必要）▶ 無

自我檢核
**確實
吃飽**

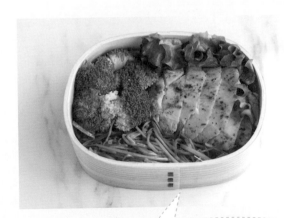

原本不好意思拒絕婆婆好意的小敏，終於鼓起勇氣向表達希望減重，於是婆媳倆一起研究減重菜單，並善用餐盒準備食物。

案例 3　媽媽好忙！重新學習有意識地用餐！

小寧生孩子之前，體重 50 公斤，與先生到處旅遊，喜歡拍美照。連續懷了兩個孩子後，體重急遽上升到 70 公斤。對比新婚俏麗的模樣，生產之後，小寧眼中只有孩子，沒有自己，每天都像是在打仗，上下班、洗衣、做菜、哄小孩睡覺，不知不覺，自己變得邋遢又隨便。下班後，為了求快速，不是買外食，就是煮麵、下水餃，簡單的吃飯，然而，心裡早已累積滿滿的不平衡。

為了多愛自己一點，找回往日的自信，小寧重新學習有意識地用餐，落實正念飲食法，讓用餐成為自我滋養的時間，白天時間不夠，早餐就用一杯防彈咖啡執行 168 斷食，但是午餐、晚餐一定要吃得飽足又健康，她自己煮的燃脂餐盤如下：

案例 ❸ 燃脂餐盤

燃脂蛋白質	▶ 玉子燒、雞腿肉
燃脂澱粉	▶ 地瓜
燃脂油脂	▶ 橄欖油
燃脂調味料	▶ 無添加醬油

燃脂蔬菜　　　▶ 白菜、牛番茄

燃脂水果（非必要）▶ 無

自我檢核
**確實
吃飽**

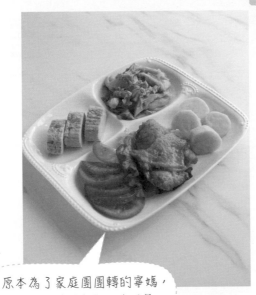

原本為了家庭團團轉的寧媽，
現在重新學習有意識的用餐。

案例 4　**素食者的燃脂餐盤**

　　小蓁因為宗教的關係，25 歲以後改吃蛋奶素。她喜歡
吃烏龍麵當正餐，加上豆皮、豆乾、蔬菜，早上喝杯豆漿
加上一根香蕉，雖不怎麼油膩，但營養比例卻有些失衡。

很多人以為吃素應該不容易胖。其實不盡然，坊間的素食餐廳為了迎合大眾，餐點會加素料，例如：素肉排、素雞腿，這類食物屬於加工品，有許多添加物，本身不利燃脂。另外，有些素食朋友吃得過於簡單，譬如陽春麵當一餐，飲食中蛋白質比例太少，長久下來，營養失衡，反而容易發胖。那麼吃素也能符合燃脂餐盤標準嗎？絕對可以的，但要用一點巧思。

我建議小蓁以鷹嘴豆和毛豆為主食，兼顧蛋白質與澱粉，豆類也不能無限量地吃，特別是澱粉含量較高的「澱粉豆」要注意節制，如：綠豆、紅豆、花豆、皇帝豆等等。如果真的對米飯無法忘懷，可以煮黃豆長秈糙米飯或藜麥毛豆飯，一餐雞蛋可以 2 顆以上，不需擔心膽固醇問題，醫學上已經證實 LDL 俗稱壞的膽固醇，是身體自己製造的，與飲食關聯較低，而雞蛋中的卵磷脂，還有乳化膽固醇的作用。接著，我們就來看看小蓁示範的燃脂餐盤：

案例 ④ 燃脂餐盤

燃脂蛋白質	▶ 雞蛋、鷹嘴豆、毛豆
燃脂澱粉	▶ 鷹嘴豆、毛豆

燃脂油脂　　　　▶ 椰子油

燃脂調味料　　　▶ 無

燃脂蔬菜　　　　▶ 地瓜葉、菠菜、蘆筍、
　　　　　　　　　　節瓜、甜椒、玉米筍

燃脂水果（非必要）▶ 綠色奇異果

　　看完以上這些案例，你有沒有對燃脂餐盤更有概念了呢？我鼓勵你從下一餐開始，為自己設計燃脂餐盤。當你融會貫通瘦身藍圖的減重觀念，就能變化出豐盛美味的餐盤。看著體重目標，也許讓你覺得距離成功很遙遠，然而，著眼當下，刻意練習為自己準備燃脂餐盤，認真對待每一餐，長久累積下來，體重就會穩定的下降。

　　減重不只為了達標，過程開心也很重要，當你減重有了心得，那個滿足感，也能夠創造一個正向回饋，讓你越減越有自信，達成目標就只是時間的問題。

小練習

為自己設計出 3 天的燃脂餐盤：

第一天
早餐
午餐
晚餐

第二天
早餐
午餐
晚餐

第三天
早餐
午餐
晚餐

3-8

外食族的飲食指南

「今晚我想來點⋯⋯」這個台詞是否很熟悉呢？台灣的外食人口眾多，外送市場也非常龐大，每逢用餐時刻，大街小巷的餐廳都會瞬間擠滿人潮，在非用餐時刻，也能看到路上許許多多的外送車。然而，外食對於減重朋友真的是條滿布陷阱的道路，一不小心踩踏到地雷，也許努力幾天的減重成果，就付諸東流。銜接上一個單元，針對外食朋友怎麼落實燃脂餐盤原則，並且避開地雷？是這個章節探討的重點！

許多人會抱怨，想減重可是身不由己，不可否認，生活是很難，不過任何時刻，你都是有選擇的。就看你的動機夠不夠！我有一位減重病患阿杰，他是建築師，經常得去工地監工，然而，工地大夥都是訂便當加上飲料，以配

合體力大量的消耗，這些監工的日子，讓阿杰的體重也跟著不斷攀升。為了健康和減重，阿杰在工地附近找到一間自助餐店，雖然來回要多花將近 20 分鐘的車程，但是，他願意花這個時間，換取對飲食的掌控感。

自助餐點菜重點

遵循燃脂餐盤的原則，首先，先來談蛋白質，接著是蔬菜和澱粉：

● 蛋白質

以白肉為主，例如：雞腿肉、魚肉、海鮮，燃脂的效果比較好。而自助餐的紅肉，如豬肉、牛肉，大多都用了很多的醬料來烹調，原則上盡量挑選醬少的。接著，需要仔細檢查食物的烹煮方式，滷的比油炸的理想，假如吃的是雞腿，建議把皮剝掉，避免雞皮上有裹粉或是添加糖醋醬。

● 蔬菜

看到勾芡太多或是油花閃閃，盡量不要夾。自助餐使用的油大多是沙拉油，對於減重不利。假如有燙青菜的選擇會更理想，否則的話，盡可能地在夾取過程中把油瀝掉。

更進階的方式，你可以倒一杯溫開水，在食物送進口前，先過個水，以減少壞油的攝取。

● 澱粉

建議可買一顆超商地瓜來配菜，減重避免吃白飯。以自助餐來說，店家提供的大多是白飯，有些餐廳會提供五穀飯和十穀飯的選擇，雖然都優於白飯，不過這五穀或十穀飯可能加有一定比例的糯米，讓升糖指數上升，原則上不超過一碗。假如沒有好的澱粉選擇，我建議寧可這餐略過澱粉，下一餐再吃。

 米飯的選擇順位：長秈糙米＞五穀米、十穀米＞紫米＞白米

假如吃素食自助餐，要避免夾取素料，這些都屬於加工再製品，對減重不利。請盡可能多攝取富含蛋白質的豆類，例如：黃豆、毛豆、黑豆、鷹嘴豆，因為豆類本身就含有澱粉，所以不用額外加碗飯，而且根莖類的蔬菜，含有的澱粉比例高，盡量選擇深綠色的葉菜類為主，對於燃脂的效果最好。

外食族要避免喝湯，湯湯水水中擔心含有過量的油脂和添加物，一不小心就會攝取過多不必要的熱量。

超商採買重點

假如你工作的附近真的沒有合適的餐廳，或是你已經錯過用餐的時間，路上的餐廳都休息了，超商可以成為你的救急選擇。要在超商搭配燃脂餐盤，燃脂蛋白質不可以少，超商的蛋白質選擇雞胸肉、雞腿肉、水煮蛋或茶葉蛋，但是，溏心蛋就不建議了，因為製作過程可能有添加糖和鰹魚醬油調味。

蔬菜類的選擇比較有限，大多是生菜沙拉，但是請避開馬鈴薯泥和一些果乾。醬汁以和風醬為主，凱薩醬和千島醬是減重的大雷，千萬不能碰。澱粉類就以一條地瓜來做搭配。

採買大原則要避免過多調味料的攝取，購買前，可以先看一看袋狀後面的食品添加標示，假如太多的添加物，就不要買，以免降低代謝率。另外，也記得別喝超商販售的

254

湯，無論是關東煮的湯還是蔬菜湯，都埋藏看不見的地雷。

聚餐活動飲食重點

　　人在江湖走跳，聚餐活動一定不少。聚餐活動的重點，應該擺在人與人之間的交流，而不是暴食狂飲，有些朋友抱持一個心態，吃大餐沒吃夠本就是跟自己過不去，然而，你可以淺嘗美食，但是吃超過自己需要的，其實是不尊重自己的行為，可能讓你的罪惡感大過滿足感。

　　如果可以選擇，就盡量把預期的聚餐，安排在減重作弊日，至於作弊日技巧已經在之前提過。假如，萬不得已，必須在減重日破戒，至少有些方法可以依循，避免大餐摧毀你的減重成效。我挑了 3 種情境，供你參考。

情境 1 火鍋店用餐

　　這是對減重相對友善的地點，湯底優先選擇昆布鍋，食材以原型食物為主，汆燙後直接吃，不必再沾醬。不加沙茶醬、胡麻醬、豆瓣醬，保證你更能體會食物的真實滋味。

　　副食的白飯、冬粉、王子麵通通都不吃，但是蔬菜和肉的分量務必要吃足夠。另外，要注意蔬菜不宜汆燙太久，

會造成營養素過度流失，而內臟類的食物，膽固醇和油脂含量較高，譬如豬肝、大腸，必須避免食用。

情境 2 日式料理店用餐

日本料理對於食材很講究，可以吃到新鮮、簡單烹調的餐點，遵守燃脂餐盤原則並不難。一般來說，日本料理店會以烹調方式將食物分類，建議以蒸物或烤物為主，譬如烤魚、清蒸時蔬。避開鍋物湯品類，或是淺嘗即止。至於生魚片屬於原型食物，減重可以食用，但是，必須注意新鮮，腸胃虛弱或體質偏寒的人要小心食用。

盡量避免選擇炸物，因為炸物通常都裹上一層太白粉，例如：天婦羅。高溫油炸的澱粉，吸收滿滿的油脂，不利減重也不利健康。壽司更不用考慮，只要幾片就可能讓精緻澱粉比例過量。

情境 3 西餐廳用餐

西餐廳通常是一道一道的上菜，主餐請選擇排餐，避免義大利麵和燉飯，無論紅醬、青醬、白醬，都加了許多奶油，才會有濃郁的奶香。沙拉醬汁請選擇和風醬，盡可能地少吃乳酪絲。如果非吃湯品和麵包不可，湯品以清湯

優於濃湯，麵包以全穀含量多的為佳，並且不要抹醬。餐後飲料選無糖茶，酒精類飲料則能免則免。許多人最期待甜點部分，我建議在減重的你，就分送給別人吃吧，自己拿個小湯匙，淺嚐味道就好。

外食是考驗你減重智慧的時刻，把燃脂餐盤原則拿捏得緊，你一樣能夠穩定減重。記住是你選擇食物，不是食物選擇你，在任何場景，你都能選擇放入口中的食物。提醒吃飯的當下，可以實踐正念飲食法，要小口慢食，吃飽就停，讓你既能享受食物的美味，又不會造成你身體過度的負擔。

TIPS

聚餐活動的重點，應該擺在人與人之間的交流，而不是暴飲暴食。外食的原則則是選擇烹調越簡單的食物越好，以提升代謝率為目標，必須吃足量的蛋白質，並且盡最大努力避開醬料以及精緻澱粉。

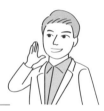

減重日程表，
按表操課輕鬆瘦

　　如何安排一整天的減重日程呢？對於剛開始減重的朋友，最好有一份減重日程表，能夠照表操課，以減少決策疲勞。你可以利用我們第一部分提到的減重子彈筆記，在你的記事本或是手機裡面，寫下你一整天的待辦清單，完成後就再做記號。等到反覆的操作幾個禮拜後，這些觀念就會深植你的腦海，你就不會感到那麼刻意。**我將減重日程表分成 3 個版本，分別是新陳代謝飲食版、168 斷食版還有大夜班版，結合我們第二部提到的內容，時間規劃如附表，以下就一一與你介紹。**

　　在選擇之前，你可以衡量自己目前的生活習慣來選擇適合的版本，我建議是漸進式的改變，不需要一次讓生活做出太大的變化，慢慢的調適，避免過大的心理壓力。譬

如你可以仍在自己習慣的時間用餐，先做飲食內容的調整，接著，再微調用餐時間。假如你習慣喝水 1000c.c.，可以自我挑戰一週多 500c.c.，一次進步一點點，朝著目標小步邁進。

新陳代謝飲食版

這個版本是為了習慣一日三餐的朋友設計的，進入門檻最低。早上起床後，先喝一杯溫開水，在起床一個小時內吃早餐，可以幫助膽汁正常分泌。早餐的選擇，建議是蛋白質為主，因為晨間的皮質醇升高，所以，飢餓感並不強，吃兩個蛋搭配一杯無糖飲料，是剛好的分量。正餐之間至少要喝兩杯水，如果你是上班族，必須強迫自己工作一段時間要起身倒水，避免久坐造成身體慢性發炎，也減少身體因缺水產生的飢餓感。

中午與晚餐時間的餐點，要符合燃脂餐盤標準，務必要吃飽，晚餐的澱粉質可以減量。假如正餐以外的時間有飢餓感，可能的原因有幾項，第一，正餐沒有吃飽，下回可以把蛋白質的量再增加。第二，正餐的澱粉比例可能過高，甚至吃到一些精緻澱粉，導致血糖不穩，飢餓感增加。第三，喝水喝不夠。找到原因，再做出修正。

夜間最好在 11 點就寢，並睡滿 7 小時。早早睡就不會有想吃宵夜的衝動，睡前 2 小時建議不要喝水，或是小口喝水，以免半夜起來上廁所影響睡眠品質，好的睡眠是重整賀爾蒙與身體修復的關鍵。

新陳代謝飲食・減重時程表

上午	早餐 水煮蛋 2 顆、無糖飲料 1 杯（起床 1 小時內）
	喝 2 杯水
中午	午餐 符合燃脂餐盤標準
下午	飯後 1 小時至晚餐間喝 2 杯水
晚上	晚餐 符合燃脂餐盤標準
	晚上 7～9 點間喝 2 杯水 睡前 2 小時不要喝水
	晚上 11 點就寢，睡滿 7 小時

堅持連續 6 天評估減重是否達標，擁有一天作弊日。

168 斷食版

168 斷食版以新陳代謝飲食為基礎，減去一餐，並加上至少斷食 16 小時的要求，適合想要提升燃脂效率的朋友，假如你操作新陳代謝版本已經駕輕就熟，可以自我挑戰 168 斷食版。現代人的工作型態多元，有些人是中午以後才開始工作，平常就習慣吃 2 餐，168 斷食版特別適合這些族群。

具體操作方法，早上起床 1 小時內，就喝一杯防彈咖啡，接著保持空腹，可以依個人方便的時間做設計，例如 11 ～ 13 點用午餐，晚餐安排在 17 ～ 19 點內結束，而且都要符合燃脂餐盤標準。正餐以外的時間，一律不進食，這段時間，假如你遭遇像浪潮一樣的飢餓感。可以參考單元 2-4、2-5，喝無熱量飲料或著 MCT 油來緩解。

168 斷食 ● 減重時程表	
上午	防彈咖啡 1 杯（起床 1 小時內）
	喝 2 杯水
	執行滿 16 小時斷食

中午	午餐 符合燃脂餐盤標準
下午	飯後 1 小時至晚餐間喝 2 杯水
晚上	晚餐 符合燃脂餐盤標準
	晚上 7～9 點間喝 2 杯水 睡前 2 小時不要喝水
	晚上 11 點就寢，睡滿 7 小時

堅持連續 6 天評估減重是否達標，擁有一天作弊日。

大夜班版

　　這其實是 168 斷食版的變形，為需要輪值大夜班的朋友而設計的，例如：醫護人員、工程師、空服員，以及所有輪值工作者，大夜班是指午夜到早上 8 點，基本上作息與一般人顛倒，已經沒有早、午、晚餐之分，姑且稱作第一餐、第二餐。

　　建議下大夜後可以先喝一杯防彈飲料，對咖啡因比較敏感的人，可以用防彈牛蒡茶、防彈抹茶等等來替代，接著，補睡眠 7 小時，窗簾務必要緊閉，避免日光照進來，影響睡眠品質。

　　起床後，先打開窗簾曬一曬太陽，活動筋骨讓身體開機，接著進食第一餐，上班前進食第二餐，這一餐務必要吃飽，接下來工作的時間都要斷食，假如過程有飢餓感盡量多喝水，或者喝 MCT 油。

　　對大夜班的朋友來說，減重首要的重點在擁有好的睡眠品質，改變睡眠品質的技巧，可以溫習**單元 3-4**。假如預計用餐的時間，找不到合適的餐廳，可以採取的對策是，自己備料做菜，或是提前做好兩餐的便當。量販店賣場可以買到微波即食的低加工食物，例如：雞胸肉、魚片、冷凍菠菜、冷凍花椰菜、冰烤地瓜等等，善用氣炸鍋、微波爐等工具，讓你可以在短時間內準備一餐。

大夜班 ● 減重時程表

上午	下大夜防彈飲料 1 杯
中午	補睡眠 7 小時
下午	起床後，第 1 餐

263

晚上	喝 2 杯水	
	上班前，第二餐	
	喝 2 杯水	

堅持連續 6 天評估減重是否達標，擁有一天作弊日。

「不用一次達到 100 分，你可以從 60 分開始。」這是我時常跟減重朋友說的話，太大的心理壓力，或是過高的期待，都會讓減重計畫難以堅持下去。**減重不是比賽，你可以衡量自己的狀態，選擇最適合的步調。**下一單元，就是第三部分檢核的最後一個單元，我會帶著你，以週為單位，檢討自己實踐瘦身藍圖的成效。

TIPS
瘦身藍圖的減重日程表分成 3 個版本，分別是新陳代謝飲食版、168 斷食版還有大夜班版，你可以衡量自己目前的生活習慣來選擇適合的版本。

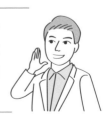

不用一次達到 100
分，你可以從 60
分開始。

FIGHTING!

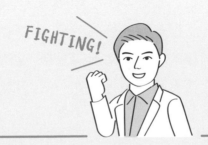

3-10

以週為單位，
進行自我評核

　　你還記得昨天晚餐吃什麼嗎？能回答很好，代表你在生活中有把意識帶入，回答不出來也不用氣餒，大多數的人，生活是由慣性推動的，就好像是打開汽車自動駕駛模式一樣，中途停了多少紅綠燈，路上有什麼狀況，下車之後，就好像失憶一樣。

　　在執行減重計畫的過程中，相當重要的環節就是自我檢核，觀察自己的體重是否穩定下降。你不用做到像曾子一樣「一日三省吾身。」頻頻地站上體重機，只會讓你壓力過大，干擾身體的燃脂效率，你只需要一個禮拜一次，選擇在同樣的時段，站上體重機，誠實的自我面對，減重成績是否符合預期。提供你一個自我評核的參考步驟，依序檢查 7 個部分。

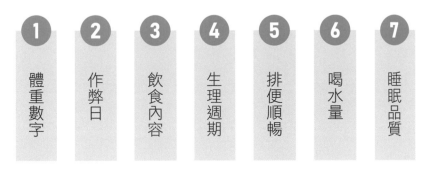

自我評核項目

1 體重數字
2 作弊日
3 飲食內容
4 生理週期
5 排便順暢
6 喝水量
7 睡眠品質

體重數字

　　數字是個很直觀的指標，但是因為每個人體重的基數不同，不能以數字多寡直接與減重成效劃上等號，嚴重肥胖者，初期降下來的體重會非常可觀，如果是輕微肥胖者，可能就不會有那麼戲劇性的變化。重點是要看長期趨勢是否往下，假如一兩週的數字不符預期，也不必太過焦慮。

　　對照整週的體重差異，我們以 0.5 公斤為單位來自我檢測，假如體重減輕 0.5 公斤以上，代表這禮拜的燃脂成效不錯。假如，小於 0.5 公斤，甚至持平，代表燃脂成效不彰，需要進一步找原因，假如，體重不降反升，代表可能遇上了生活亂流，要再度檢視自己是否有守住飲食原則。

作弊日

　　作弊日是為了釋放壓力，讓你可以長期奮戰而存在的。每週檢討自己有沒有遵守作弊日執行的大前提：只在作弊日吃 NG 食物，並且連續進行 5 ～ 6 天的減重日。有人認為只是每天吃一點餅乾，對減重應該影響不大吧，對不起，我們必須要雞蛋裡頭挑骨頭，千萬別小看這一點，水管破裂也始於一個小裂縫。一旦在心裡合理化 NG 行為，你就很難有效率的減重。

　　而本週的減重成績，會影響下一週的作弊日，假如，體重持平，作弊日也不能太放肆，假如體重不降反升，就忘了作弊日吧，好好的重新出發！

飲食內容

　　飲食內容，是本書著墨最大的重點，很多單元都一再提到。清楚的飲食觀念，可以幫助你的理想體態長久的維持下去，而不是曇花一現。

　　減重的每一餐都很重要，除了餐前核對燃脂餐盤口訣，建議你剛開始，可以做整週飲食紀錄，利用手機拍照，一整週量測完體重後，再來總檢討，成功減重，是因為飲

食做對了哪些事？而體重停滯又是因為吃到哪些地雷食物？魔鬼藏在細節中，拍照這個動作，可以幫助你更有意識的選擇食物。

飢餓感也是一個需要注意的指標，如果你經常處於飢餓的狀態，減重計畫肯定是堅持不久的。吃飽又能瘦，是新陳代謝飲食法的精髓。除了飲食內容以外，飲食的時間也相當重要，假如你選擇 168 斷食法，就必須嚴格的斷食16 個小時，讓時間成為你減重的幫手。

刻意地反覆練習，才能讓飲食觀念內化到你的日常生活中，變成一種反射動作，當你選擇了地雷食物，大腦就會開始警報大作，唯有你越自律，你才能真正的享受自由，掌控你的理想體態。

生理週期

對女性朋友而言，生理週期帶來許多資訊，生理期快來的時候，身體會水腫，所以體重會停滯，假如妳已經嚴格執行燃脂餐盤原則，體重卻沒有掉，這個因素需要被考量進來，不用因此否定自己的努力。

生理週期需要觀察的要點，包括週期是否規律，經血

量是否正常，有沒有經前症候群，生理期假如不規則，透露出你可能最近的壓力可能過大了，也有可能是睡眠品質不良，影響你的女性賀爾蒙水平不穩定，導致燃脂效率一併受到影響。（可以參考 3-5 單元，如何透過飲食作息，甚至中藥來改善。）

排便順暢

　　每日進出平衡，不只身體會覺得舒服，心情也會舒暢，一肚子大便的人絕對是很難瘦的。排便要衡量的指標是，是否每天都有解便，解便的量有跟吃進的量成比例嗎？假如吃得多，解得少，要評估飲食中是否膳食纖維的比例太低，需要做一些調整，再來，就是生活作息如果久坐少活動，一樣也會造成腸道蠕動太差，糞便待在腸道太久，吸水過多，造成又硬又少。

　　假如，執行長時間的斷食，剛開始的確會造成排便份量減少。但是，再怎麼少，也建議要達到每日至少 1 次。建議你可以每天觀察自己的排便次數、份量，做為作息、飲食調整的重要指標。

喝水量

　　喝水量經常被減重的朋友忽略，然而，有時候你許多事都做對了，卻沒有瘦，就是差在水喝不夠。喝水喝不夠，會讓你減重的過程又餓又累。建議減重的朋友，一定要刻意培養喝水習慣，帶個有刻度的大水壺，放在顯眼的位置，可以充分地提醒你。

　　喝水恰當的時機，以及水以外的替代飲品，我們之前都有提過。假如，你覺得減重的過程，躁熱又疲倦，提升喝水量，是你可以嘗試的第一個方法。

睡眠品質

　　睡眠品質的重要性，僅次於飲食，一覺好眠解千愁，好的睡眠讓你恢復精神體力，也幫助穩定賀爾蒙，讓你代謝力提升，而且不那麼容易感到飢餓。每週需要檢核你的睡眠，有沒有睡足 7 個小時，中間會醒來嗎？這關乎到你深眠的時間夠不夠，頻繁的醒來，無論是被尿意打擾，或是其他原因都會讓你的睡眠品質扣分。

　　假如，你感覺睡醒來還是頭昏腦脹的，而且好像做了很多夢，代表你的睡眠品質不理想。可以先從增加睡前儀

式著手，改善你的睡眠。要改掉壞習慣不容易，但是建立
新的習慣來替代舊習慣，相對的就容易許多。

　　以上就是每週自我檢核的 7 個步驟，你可以參考相對
應的單元，找到更多改善的方法。自省行為是進步的基石，
只有意識到問題的存在，才有進一步修正的機會，讓你更
有效率的往目標前進。檢核階段到這裡結束，接下來，我
們要前進到修正階段。

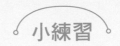

小練習

以週為單位自我檢核！自我評核的參考步驟，依序檢查 7 個部分，並想想還有什麼要補充的：

☐ 1 體重數字： 每週減 0.5 公斤。

☐ 2 作弊日。一週只能一天，食物的選擇仍以原型食物為主。

☐ 3 飲食內容：減重的每一餐都很重要，餐前核對燃脂餐盤口訣：

① 蛋白質增代謝力，一餐至少一掌心。
② 原型澱粉一小碗，晚餐分量可限縮。
③ 高纖蔬菜一大碗，兩種以上不嫌多。
④ 蔥薑蒜與調味粉，吃好油可排壞油。
⑤ 減重水果非必要，一日限量一拳頭。
⑥ 正餐以外需斷食，自我檢核飽足夠。

☐ 4 生理週期。

☐ 5 排便順暢：每天最少排便一次。

☐ 6 喝水量：每天至少 3000cc。

☐ 7 睡眠品質：至少睡滿 7 小時。

☐ 8 補充：

在減重的過程中，需要週週檢視我們的減重成果，這個的速度符合我們的預期嗎？假如有停滯的狀況，就要回到瘦身藍圖，試著找出到底是哪個板塊出現問題，其中最容易被忽略的就是賀爾蒙，如果一直減重停滯十之八九的原因都出在賀爾蒙失衡。

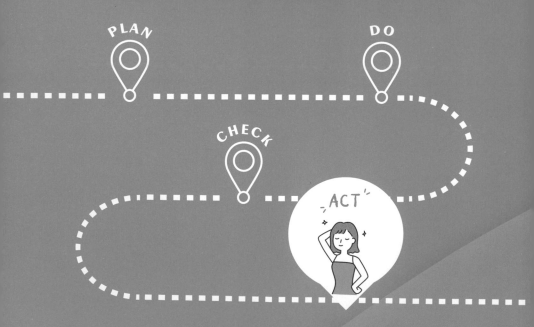

第四部

ACT

行動&修正

週週檢視減重成果，
打破停滯期的關鍵。

4-1

肥胖是這些賀爾蒙在作怪

　　你有沒有類似的觀察經驗，同一個人減重前後對比之下，瘦下來的樣子好像年輕了 10 歲？為什麼差異這麼戲劇化呢？原因是肥胖的背後，也意謂著賀爾蒙的失衡。而賀爾蒙是細胞溝通傳訊的媒介，特定的濃度，可以讓細胞傳訊順暢，太高或太低，都會間接造成內分泌系統不穩定，新陳代謝放緩，人就會顯得比實際年齡更老。

　　導致賀爾蒙失衡的原因又是什麼呢？在之前的單元中，我們有大略提到，舉凡環境、飲食、情緒、生活作息等各方面處於不自然狀態，都會影響我們的賀爾蒙失去穩定。假如我們能夠重整這些賀爾蒙，身體就會更有效率地運作，這個概念等同中醫「致中和」的治療理念，讓身體恢復中正、平和的初始狀態。

　　接下來，我們就來對焦與肥胖相關的賀爾蒙。《終結肥胖》的作者莎拉・加特佛萊德醫師，條列出有關肥胖的 7 種關鍵賀爾蒙，分別是雌激素、胰島素、瘦體素、皮質醇、甲狀腺素、生長賀爾蒙以及環境賀爾蒙，部分內容我們已經提過，以下我們會再補充說明。

腹部脂肪的關聯賀爾蒙

　　雌激素、胰島素、瘦體素、皮質醇這 4 種賀爾蒙都與腹部脂肪直接關聯，過高的濃度會導致腹部脂肪囤積，而脂肪過多又會促進賀爾蒙過量分泌，結果就是賀爾蒙與體脂肪螺旋式上升。這就是賀爾蒙阻抗。改善的第 1 步，可以從戒除影響賀爾蒙的地雷食物著手。

● 雌激素的美麗與哀愁

　　女大十八變就是雌激素的作用，然而，雌激素過高，卻是另一個煩惱的起源。過高的症狀可以從女性生理期觀察，是否經血量過多？經前容易腹痛、頭痛？情緒憂鬱？解決的對策是減少攝入飲食中的雌激素。

　　紅肉和乳製品含有最大量的雌激素。紅肉包含所有哺乳動物的肉品，尤其是懷孕期間的牲畜，體內的雌激素都

會大幅增加，連帶產出的乳品也含有高量雌激素，盡量避免攝取。如果妳懷疑自己的雌激素過高，可以多用白肉替代紅肉，像是雞、鴨、魚、海鮮類等等，另外，大量攝取深綠色高纖蔬菜，能夠加強肝臟代謝賀爾蒙功能[1]，再透過糞便排除體內多餘的雌激素。

除了紅肉和乳製品外，所有可能含有防腐劑的食物都要注意，因為防腐劑的化學結構類似於雌激素，像是豆腐、豆乾、肉條、肉鬆、一切罐頭食品通通都含有防腐劑，吃多了會鎖死你的體脂肪，不利燃脂。

假如你是素食者，豆腐、豆干不能吃一定讓你很不能接受，別著急，並不是完全不吃，它們可以占你總蛋白質攝取量的兩成，別忘了你還有原型豆類如毛豆、黑豆、鷹嘴豆等選擇。除此之外，研究發現酒精也會促進雌激素過高，習慣每日小酌幾杯的朋友，建議作弊日再飲用喔。

● 胰島素 & 瘦體素倆相好

為什麼把他們合在一起呢？因為它們就像是孿生兄弟

---

1 Gorbach SL, Goldin BR. Diet and the excretion and enterohepatic cycling of estrogens. Prev Med. 1987 Jul;16(4):525-31. doi: 10.1016/0091-7435(87)90067-3.PMID: 3628202.

一樣，經常一搭一唱，掌控我們的飢餓感與飽足感，也雙雙面臨同樣的賀爾蒙阻抗問題。

要解決胰島素阻抗，必須減少精緻糖類的攝取，飲食中的澱粉類盡量選擇低升糖指數的食物，實驗證實苦味的食物可以改善胰島素阻抗，例如：苦瓜、芥菜，還有中藥黃連、龍膽草以及肉桂等等。而瘦體素阻抗，會讓你大腦缺乏飽足訊號，解決方法是要避免高果糖的攝取，例如：手搖飲、點心、高 GI 水果等等。

● 拼命三郎性格容易皮質醇過高

皮質醇是身體的壓力賀爾蒙，直接反應身體的壓力指數，皮質醇過多的症狀，你可以自我衡量。

如果你總是神經緊繃又容易疲倦，睡眠品質不佳，對重口味的食物特別沒有抵抗力，那麼十之八九有皮質醇過高的問題。解決的方法可以從很多層面著手，飲食上建議減少咖啡因的攝取，以低咖啡因的飲料替代。（更多方法可以參考單元 3-6）

提升代謝力的關聯賀爾蒙

甲狀腺素與生長激素都是能提升新陳代謝的賀爾蒙，然而，有個大前提，只在適當的濃度下才對人體有幫助，太低或太高都對人體有害。

● 生長激素少量發育，過量發胖！

自體分泌的生長激素在夜間 10 點濃度為高峰，青少年時期可以幫助成長發育，非成長期可以幫助脂肪燃燒，只要微小的量就能發揮效用，過量反而會造成脂肪囤積。如果我們從其他食物攝取到動物生長激素，譬如牛奶中含有促進小牛發育的牛生長激素，作用在人體同樣也會造成脂肪過量囤積，而斷奶就是杜絕生長激素過量的最佳對策。

● 甲狀腺素維持基礎代謝

甲狀腺素由甲狀腺分泌，經由下視丘調節，當正常分泌的時候，可以刺激新陳代謝，幫助燃脂和維持體溫，然而，當我們隨著年紀增長，壓力指數增加時，也會對甲狀腺產生壓力，甲狀腺就像一頭老駱駝一樣，為你負重前行，它會走一個先亢進後低下的過程。

另外，壓力賀爾蒙皮質醇升高，也會壓抑甲狀腺的分

泌，為什麼呢？還記得腦垂體下視丘腎上腺軸嗎？（見單元 3-6）同樣經由下視丘調節的甲狀腺，會被高濃度的皮質醇干擾，而抑制分泌。許多高壓人士，都有甲狀腺低下的問題，尤其女性朋友的比例更高，過低的甲狀腺素會造成體重上升、疲勞、情緒低落。

除了壓力造成甲狀腺低下外，其他因素還有橋本氏甲狀腺炎、遺傳、乳糜瀉以及來自環境的內分泌干擾素，也就是最後我們要探討的環境賀爾蒙。建議甲狀線素低下的朋友，可以從飲食著手，盡量減少含有麥麩的食物，如麵包、餅乾，以及可能含有塑化劑的罐頭加工食品。

● 環境賀爾蒙

環境賀爾蒙是內分泌干擾素，它們會影響我們的性激素、甲狀腺素等等。性激素如睪固酮，是身體的活力賀爾蒙，在男性、女性的身上都有，在正常的濃度範圍運作，會讓我們感受青春與活力，然而，日常生活中太多的環境賀爾蒙可能會打斷我們性激素的合成與代謝過程。例如：雄激素干擾素有雙酚 A、鄰苯二甲酸酯以及黴菌毒素，會提高女性的睪固酮而減少男性的睪固酮，女性會因此提高多囊性卵巢症候群的風險，而男性會倦怠、沒有性慾。

另外，環境中合成的雌激素干擾素，多達 700 多種，包括防腐劑還有許多化妝品、洗髮精、沐浴乳、清潔劑，都可能含有雌激素干擾素，這些類雌激素的分子，會造成性早熟、不孕、肥胖、糖尿病的風險。該怎麼擺脫它們呢？建議你盡可能的施行無毒、減塑的有機行動吧！

內分泌系統相當的錯綜複雜，各種賀爾蒙之間不是獨立運作，彼此會有互相增強作用，也會有互相拮抗的作用，這也是內分泌疾病治療往往耗時長，又不容易根治的原因。身體會不斷地找尋新的平衡，假如治療過度聚焦在一個點上，譬如使用人工的賀爾蒙，有可能好一時，但是長久下來，只會成為新問題的隱憂。著眼於整體平衡的中藥以及針灸，這時候可以成為內分泌疾病的治療選擇。透過適當的治療，重整失衡的賀爾蒙，等於一步步把自己改造成易瘦的體質，擺脫胖老病的悲情宿命。

TIPS

肥胖的 7 種關鍵賀爾蒙，分別是雌激素、胰島素、瘦體素、皮質醇、甲狀腺素、生長賀爾蒙以及環境賀爾蒙，假如我們能夠重整這些賀爾蒙，讓身體回到自然平衡的狀態，就能更有效率地燃脂。

4 - 2

環境中的肥胖賀爾蒙，
無所不在

2011 年台灣吵的沸沸揚揚的塑化劑事件你還有印象嗎？

在當時掀起一陣食安風暴，起因於市面上的部分食品被檢驗出含有塑化劑成分，溯源直上，發現原來是上游食品原料廠，將合法的食品添加物以成本低廉的塑化劑來替代，流通到市面，影響範圍包括飲料、麵包、糕點、藥品等等。當時政府嚴加徹查，法辦了黑心廠商，也明訂食品安全相關條例。

然而，自古以來，殺頭的生意有人做，賠錢的生意沒人做，假使不肖業者心生歹念，依照食品工業進步的速度，難保不會再出現下一個食安風暴。

現代人的食衣住行，其實很難避免接觸到塑化劑，不單單是飲食，我們身上衣服的質料，居家衛浴用品、化妝品，以及房車的內裝塗層，無處不是塑化劑。這些人類創造的化工產品也造成環境嚴重的衝擊，就野外生態觀察發現，禽鳥類的蛋殼有越來越薄的趨勢，造成物種存活率下降，而野生魚類的採樣分析，統計雌性的比例明顯偏多，原因是這些化工產品，也是性賀爾蒙的干擾素，影響物種的性別表現，更可怕的是，透過生物鏈放大效應，處於生態頂端的人類將遭遇最大的衝擊。

塑化劑事件經過時間的推移，我們的大腦也許會逐漸遺忘，但是身體卻會留下記憶。塑化劑這類的環境干擾素有上百種，它們會累積在我們的細胞當中，除了會影響我們性徵的表現，還會讓我們肥胖，也具有致癌的風險。塑化劑讓我們肥胖的機轉主要有 3 項，以下一一來說明。

● 毒害粒線體

粒線體是細胞的能量工廠，可以產能讓細胞發揮正常作用，然而，一旦我們涉入有毒的化學物質，例如：雙酚 A，這種難以被分解的有機汙染物，會讓我們的粒線體中毒，影響脂肪的燃燒，使脂肪更容易被堆積。肥胖的朋友，

常被誤會儲存了很多能量，然而真相卻與直覺相反，其實肥胖的朋友才是最餓的人，他們的身體並不知道脂肪組織儲存了多少能量，所以需要更多更快的能量需求，因此永遠都在飢餓，嘗試吃進更多的食物，導致更多的脂肪，不斷惡性循環，越來越胖。

雙酚 A 的故事

雙酚 A 俗稱 BPA 在 1957 年問世，被用作塑膠軟化劑，可以在水壺、電子器材、罐頭內層塗料以及許多生活用品中找到，它在自然環境中難以被分解，容易累積，會堆積在脂肪細胞中。在《美國醫學會期刊》的研究報告，提出雙酚 A 與糖尿病、心臟病以及肥胖強烈相關。

● 毒害甲狀腺

甲狀腺素是新陳代謝的過程中的重要角色，甲狀腺素過低會造成肥胖與水腫。除了壓力這個原因外，還有各種甲狀腺疾病。公共衛生研究發現，甲狀腺癌和甲狀腺自體免疫疾病發生率明顯上升的時間點，可以追溯到塑化劑的使用。例如：多氯聯苯、雙酚 A、戴奧辛等等，它們都是

甲狀腺干擾素，會干擾下視丘腦垂體甲狀腺素軸，阻斷甲狀腺受體，減緩甲狀腺功能。

● 干擾性賀爾蒙

環境中性腺干擾素，危害最大的兩者是雙酚 A 和鄰苯二甲酸酯，它們的結構類似雌激素，會造成女性的脂肪容易囤積，經血量過多，還有提高乳癌、卵巢癌等婦科癌症的風險[1]，而男性朋友也無法豁免，這些環境的干擾素可能會造成男性女乳症，還有影響男孩性器官的發育。假如你看到小男孩，拿著有塑化劑的玩具啃食，第一個念頭不應該是好可愛，而是該立即制止他。

鄰苯二甲酸酯是一種化工原料，被運用在柔軟具有彈性的塑膠產品上，幾乎無所不在，包括洗髮精、兒童玩具、醫療器材、塑膠地板等等。它會影響男性生殖發育，造成女性子宮內膜增生、性早熟、無排卵月經和不孕等。

---

1 Teng C, Goodwin B, Shockley K, Xia M, Huang R, Norris J, Merrick BA, Jetten AM, Austin CP, Tice RR. Bisphenol A affects androgen receptor function via multiple mechanisms. Chem Biol Interact. 2013 May 25;203(3):556-64. doi: 10.1016/j.cbi.2013.03.013. Epub 2013 Apr 4. PMID: 23562765; PMCID: PMC3722857.

如何減少環境賀爾蒙對我們的影響？

要避免被環境賀爾蒙危害我們的健康和減重成果，我們可以從兩個方向出發，第一是減少接觸，第二是加速排毒。

方法 1 ▶ 減少接觸

建議你盡量攜帶環保餐具以及環保杯出門。為了鼓勵民眾，台灣政府已明令連鎖飲料店業者要提供環保杯優惠，在店家前拿出自備杯，你絕對不孤單，這是一種很時尚的行為（記得去冰無糖喔！）。食物盡量吃新鮮、當季的選擇，少吃罐頭食品，如果有完整產地履歷，更可以讓你安心地食用。假如，你習慣自己做便當，要注意使用可以微波的餐盒，例如：玻璃或是陶瓷材質。

生活衛浴方面，盡量改用天然原料的洗潔用品，可以到有機店去搜尋，或是到環保居家社團詢問。服裝衣料盡量穿著人造纖維比例低的，容易過敏的孩童，甚至連床單的質料都要減少人造纖維，以避免皮膚起紅疹發癢。另外，每天穿的鞋子也要注意，能保持乾爽透氣的為佳，腳上汗水會與鞋內襯起化學作用，容易造成皮膚濕疹。爸媽為孩童挑選玩具，也得注意材質，尤其學齡前幼童會放到嘴裡嘗一嘗，盡量挑選矽膠材質比較安全。

女性的化妝用品市場龐大，美妝品牌琳瑯滿目，然而，大多數的唇膏與乳霜，都有添加防腐劑，它的結構類似雌激素，為了避免長期使用造成身體的危害，應該盡量購買不含防腐劑的產品，也許花費的價格比較高，但是至少可以安心使用，也避免未來付出可觀的健康代價。

方法 2　加速排毒

運動能加速身體的淋巴循環，同時改善身體排毒的機能，淋巴系統可以過濾身體的毒素與外界的病源，也是傳輸膽固醇、脂蛋白的重要通道。運動另一項好處是促進排汗，藉由汗液排出把身體的重金屬毒素一併挾帶出去。有研究發現，訓練有素的運動員，肌肉粒線體的新陳代謝能力是沒有運動習慣族群的兩倍，所以，只要把運動納入生活，你就有機會扭轉環境干擾素對你粒線體的危害。

有沒有排毒餐可以參考呢？有的，**飲食多攝取十字花科的蔬菜、大豆、綠茶、薑黃等等，可以幫助排出體內的塑化劑。**另外，富含硫的食物可以螯合有毒的重金屬鉛、鎘、汞，幫助解毒，例如：洋蔥、大蒜、韭菜、蘆筍等等，這些食物也都在我們新陳代謝飲食法的推薦清單中。

肝臟是人體重要的解毒器官，透過肝腸循環，肝臟的

代謝廢物，可以輸送到腸道隨著糞便排出。所以，排毒與排泄，兩者是離不開的，許多中藥都可以促進這個解毒與排毒的過程，例如：穿心蓮、黃芩、黃連、龍膽草、梔子等等，一旦身體的毒素濃度下降，整個人的精神活力就會改善。

對現代人而言，無塑生活幾乎是不可能的，然而，減塑生活就只需要你舉手之勞，你可以有意識地為自己做選擇，在健康與便利之間取得一個較佳的平衡點。每當你減少購買加工產品，就等於減少塑化劑的接觸，不但對你的減重更有利，你的細胞以及整個生態系都會因你的減塑行動而感激你。

TIPS

塑化劑是常見的環境賀爾蒙，它無所不在，攝入過多的塑化劑，會毒害細胞粒線體，影響脂肪的燃燒。如何減少環境賀爾蒙對我們的影響呢？
1. 減少接觸：實施減塑生活。
2. 加速排毒：透過食物、中藥以及運動，加速毒素排出。

多囊性卵巢症候群
也能成功瘦身、懷孕

　　霏霏33歲，結婚度蜜月後不到一個月，就來診所減重。讓人好奇的是，為什麼挑這個時機呢？一般人不都是婚前減重嗎？霏霏告訴我，在她工作10年間，體重只有上升沒有下降，除此之外，她有多囊性卵巢症候群，生理週期很不規律。婚前與先生做過健康檢查，發現她的子宮有肌腺瘤，難怪每次生理期來臨時，月經總是滴滴答答長達兩個禮拜。她的子宮壁有些硬化的跡象，還發現其中一側的卵巢萎縮，婦產科醫生告訴她，假如這一兩年再不受孕，以後可能就不孕了。這個消息令霏霏很震驚，她來看診有兩個訴求，第一個是瘦身，另一個是調理婦科問題。

　　霏霏的工作是財務會計，性格接近完美主義，她習慣把事情做到盡善盡美。我叮嚀的飲食原則，她執行得相當

徹底，不但為自己帶便當，也堅持 168 斷食，一個半月下來瘦下 5 公斤。然而，她的工作實在太忙錄了，每天都加班，壓力直逼臨界點，有幾週她遇上嚴重的停滯期，健康也亮起紅燈，首先，是唇皰疹發作，接著，陰道有念珠菌感染，她睡眠品質變得非常差，有幾天幾乎整夜沒睡。身體的病況接連不斷，也導致她的情緒跟著大起大落。她跟我說這個停滯期以及身體的狀態讓她好崩潰，說著說著，在診間哭了起來。我鼓勵她：「霏霏真的很棒，總是堅持自己的原則，可是妳真的太累了，身體的發炎是一個警訊。妳必須在休息與工作間取得一個平衡。」

幾天過後，我接到霏霏打到診所的電話，電話另一頭，聽到霏霏雀躍的聲音，她說她懷孕兩週了。我開心又激動的跟她道恭喜，原來前一陣子的情緒起伏，部分源自孕期初始的賀爾蒙變化。這位曾經被醫生宣告不孕的女孩，透過中醫的調理，不但減輕了幾公斤，也成功受孕。

事實上，減重與調整體質，對中醫來說是同一件事。即使是多囊性卵巢症候群的患者，也是可以成功受孕的，甚至不需要服用任何賀爾蒙用藥。自從國人飲食西化後，多囊性卵巢症候群的發生率就明顯攀升，即使明確的病因還不明朗，但是可以找到連結的是，飲食與環境中攝入太多的賀爾蒙，會影響患者本身的內分泌平衡。

多囊性卵巢症候群的診斷標準

多囊性卵巢症候群的診斷標準，只要下列 3 項中有 2 項就成立：

1. 臨床症狀為排卵稀少或無排卵。
2. 臨床表現有雄性素過高的症狀，且抽血檢查呈現黃體素形成素（LH）上升以及雄性素過高。
3. 超音波檢查，卵巢呈現多囊影像。

這三個診斷標準不一定同時發生。多囊的意思是同時間卵巢中有許多濾泡膨脹，但是都沒有完全成熟，在超音波下會呈現像串珠的模樣。罹患多囊的患者，有些女孩會有無排卵月經，有一些則是久久才排卵，甚至季經或半年經，這個原因導致不易懷孕。弔詭的是，部分患者有多囊性卵巢症狀，在超音波下卻沒有發現多囊的跡象，不過抽血發現有雄性素過高的問題。

雄性素系列的賀爾蒙有很多，最著名的雄性素就是睪固酮，男性會由睪丸與腎上腺分泌，而女性主要來自腎上腺與卵巢分泌。正常濃度的睪固酮會讓促進肌肉、骨骼生長、維持免疫機能，無論男女都會充滿魅力。但是雄性素過高又是另一個故事，它導致患者外觀上有多毛的現象，尤其長在面部、四肢以及乳頭，而頭髮毛囊則會因為油脂

分泌過多而發炎堵塞甚至壞死，可能進一步衍變成雄性禿的困擾，另外，臉上會有滿滿的痤瘡，即使距離青春期已經很遠了。

雄性素過高經常伴隨胰島素阻抗[1]，胰島素阻抗使得胰島素必須過量分泌，而過量的胰島素會刺激卵巢分泌雄性素，成為一個糟糕的循環。其他導致雄性素過高的原因還有遺傳、慢性壓力、環境賀爾蒙以及肥胖問題，聽起來是不是與雌激素過高的原因相似呢？

事實上，大多數的賀爾蒙都是由賀爾蒙前驅物質變化而來的，這個賀爾蒙前驅物又稱為激素元，而性賀爾蒙家族的激素元是孕烯醇酮。它被加工修飾後就衍生出雌激素系列與雄性素系列，假如這個代謝路徑被干擾，性賀爾蒙的濃度都會異常。

多囊性卵巢症候群治療辦法

治療多囊性卵巢症候群可以從兩個方向切入，第一個

1 Sathyapalan T, Atkin SL. Mediators of inflammation in polycystic ovary syndrome in relation to adiposity. Mediators Inflamm. 2010;2010:758656. doi: 10.1155/2010/758656. Epub 2010 Apr 8. PMID: 20396393; PMCID: PMC2852606.

是功能醫學觀點，著眼於代謝賀爾蒙的功能。第二個是中醫觀點，著眼於經絡系統，強調疏肝解鬱，提升腎氣。

● 功能醫學觀點

藉由改善胰島素阻抗的方式，可以治療多囊性卵巢症候群，因為過量的胰島素會促使卵巢分泌雄性素，既然如此，提高胰島素的敏感度，也能同時改善雄性素過多的問題。另外，從雄性素的代謝端來看，攝取大量的纖維質可以減少雄性素在小腸重新被吸收利用，避免體內游離的雄性素過多，同時改善胰島素阻抗以及身體的發炎現象。

● 中醫觀點

女性的生理期與肝、腎經相關，肝經能量順暢則生理期規律，背後代表的是賀爾蒙濃度穩定，而慢性壓力會干擾肝經和腎經，導致腎上腺分泌皮質醇與雄性素，以中醫的觀點就是腎火，中醫治療以疏肝，清腎火，補腎氣的方式，藥物參考柴胡、當歸、白勺、黃柏、知母、西洋參等等。另外，針灸治療也可以穩定生理期，並誘發多囊患者排卵，穴道參考關元、氣海、子宮穴。

臨床上我遇到幾個案例，女孩因為體重過重，從初經

以來月經週期就沒有正常過，甚至遭遇長達一年以上的閉經，但是透過體質調理與瘦身，當她們體重減輕 10%，生理期就有機會來報到，更進一步，當體重達到健康範圍，週期更有機會變得規律。

處理賀爾蒙的問題，就像是解俄羅斯方塊一樣，不能僅處理一面，要能夠同時兼顧每一個面向，才能夠矯正問題。

以多囊性卵巢症候群的治療來說，開立賀爾蒙用藥，也許能促進排卵，可是並沒有從本質上根治問題，多囊性卵巢症候群出狀況的賀爾蒙，主要是胰島素和雄性素，建議透過運動、低 GI 高纖飲食、減重、中藥或針灸，來達到全面改善的治療效果。因為工作壓力大和作息失調，台灣有非常多罹患多囊性卵巢症候群的患者，即使被宣判難受孕也不必太灰心，在減重的過程中意外懷孕的案例真的有非常多，只要不放棄希望，好孕會在合適的時機來報到。

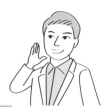

TIPS
多囊性卵巢症候群患者，經常有雄性素過高以及胰島素阻抗的問題，這兩者都會讓體重控制變得不容易，但是，透過中藥治療以及飲食改變，能夠改善失衡的賀爾蒙，並且增加懷孕機率。

打破減重停滯期

減重一定會有停滯期嗎？停滯期是減重過程中最令人挫折的情況。明明飲食都有節制，可是體重機的數字就是動也不動，讓人心好累呀！每個人遭遇的停滯期長短不一定，短則一兩個禮拜，長則一個月以上，有沒有辦法讓這個歷程縮短，或是從根本避免停滯期的發生呢？這單元要提供給你對治停滯期的方法！

為什麼會有減重停滯期？

我們先來探討為什麼減重停滯期會發生呢？這可以從身體的生存機制說明，為了適應環境，我們的身體演化出許多求生機制，假如你讓自己長時間挨餓，就像是身體正

在鬧飢荒，這個訊號傳遞到大腦，它就會下令身體節約能量，代謝率因此降低，大腦不曉得這個飢荒的情形會持續多久，會將身體的熱量以最有效率的方式儲存起來，就是脂肪的型態，所以你的脂肪才會頑固地牢牢跟著你。

歸結出停滯期的第一個原因，是因為大腦感受到壓力，無論是來自生理或是心理，因此刻意地避免燃燒脂肪。

另外，我們也可以從賀爾蒙的角度探討，首先身體負責促進燃脂的賀爾蒙是甲狀腺素 T3，而甲狀腺素在人體內會轉換成各種型態，當身體經歷壓力事件時，例如：工作忙碌、家庭紛爭等等，甲狀腺素會轉成逆甲狀腺素 rT3 或是沒活性的甲狀腺素 T4，導致整體的代謝率下降。甲狀腺是身體的一個警報器，負責身體的新陳代謝反應，但是當身心壓力大或是接觸過多的環境干擾素，都有可能造成甲狀腺發炎，影響身體的新陳代謝。

還有一種情況，稱作腎上腺疲勞，這在之前的單元已經提過，簡而言之，當我們正在經歷慢性壓力，身體是處於一種慢性發炎的狀態，我們的腎上腺為了要緩解身體的發炎，會分泌壓力賀爾蒙皮質醇，而不巧的是，我們先前已經得知，皮質醇會讓我們的代謝率下降，以保留能量準備長期抗戰，身體的燃脂效率因此大幅下降。

如何打破減重停滯期？

事實上，我們安排每週一天的作弊日，目的就是要避免遭遇減重停滯期，藉著放縱飲食一天，可以欺騙大腦，當身體攝取許多的派對食物，大腦就不會判斷身體在減重，而節約能量。換句話說，作弊日可以穩定燃脂效率，背後的原理是調節身體的賀爾蒙，將不具活性的甲狀腺素 T4 轉換成 T3，讓身體保持在燃脂的狀態。

● 透過間歇性斷食突破停滯

為了避免大腦習慣了減重飲食型態，我們可以使用的對策是改變飲食的時間。譬如原本一日吃三餐的朋友，可以改成 168 間歇性斷食的模式，原本 168 斷食，可以改成 186 或是 204，將整體斷食時間，延長到 18 ～ 20 小時，另外，因為生理自然節律，夜間的胰島素會分泌更多，習慣吃午餐和晚餐的朋友碰到停滯期，可以改成吃早餐和中餐。

喜歡自我挑戰的朋友，甚至可以嘗試長時間斷食，不過如果有慢性疾病，必須經過醫師專業評估。建議先從 24 小時到 36 小時斷食開始。時間的安排可以參考下表，切記斷食過程要補充足量的水，添加電解質和 B 群。當身體重回快速燃脂軌道，用餐時間可以再調回習慣的型態。

24 小時斷食

	週一	週二	週三	週四	週五	週六	週日
早餐	斷食		斷食		斷食		斷食
午餐							
晚餐		斷食		斷食		斷食	

36 小時斷食

	週一	週二	週三	週四	週五	週六	週日
早餐		斷食		斷食		斷食	
午餐		斷食		斷食		斷食	
晚餐		斷食		斷食		斷食	

● 壓力引起的賀爾蒙失調，需要減壓活動

　　如果要代謝掉壓力賀爾蒙皮質醇你可以參考單元3-6，這裡特別強調提升催產素的方法，催產素是一種幸福激素，這種賀爾蒙會在我們擁抱、親密行為或是哺乳的時候提高，而當催產素在我們血液中濃度提高了，皮質醇濃度就會下降，所以非常鼓勵閨蜜相見或兄弟聚會，彼此都可以擁抱一下，伴侶更要經常擁抱。

另外，做瑜伽運動也可以改善皮質醇濃度，透過身體的延展，放鬆筋膜，加速身體的排毒代謝功能，記得最後一定要做大休息，幫助身體回收瑜伽帶來的好處。

　　另一種對於減壓有幫助的活動是正念減壓課程，透過正念的引導，讓學員對身體更加覺知，更容易臨在當下，可以改善因壓力引起的身心症狀，也能提升睡眠品質，減少憂慮、焦慮感，另外，利用正念飲食法，可以幫助減少飢餓感和過量飲食的狀況，有助體重控制[1]。

　　中藥與針灸對於減壓、降低皮質醇具有很好的效果。從藥理學與經絡能量的觀點，可以修復受損的肝臟以及安撫疲勞的腎上腺。例如：許多五加科的中藥，像是人參、刺五加，具有降低腎上腺疲勞，提振精神的作用，而黃柏，厚朴經證實可以降低夜間皮質醇，減輕經常熬夜造成的身體傷害。

1 Daubenmier J, Kristeller J, Hecht FM, Maninger N, Kuwata M, Jhaveri K, Lustig RH, Kemeny M, Karan L, Epel E. Mindfulness Intervention for Stress Eating to Reduce Cortisol and Abdominal Fat among Overweight and Obese Women: An Exploratory Randomized Controlled Study. J Obes. 2011;2011:651936. doi: 10.1155/2011/651936. Epub 2011 Oct 2. PMID: 21977314; PMCID: PMC3184496.

● 運動可以打破停滯期嗎？

適量運動的確可以點燃代謝之火，然而運動量需要依個案的狀況來調整，如果減重過程中從來沒有運動的習慣，建議可以從一週兩次的快走開始，但是，假如你是屬於運動強度已經很高了，就不建議再增加運動的強度，因為過度的運動反而會造成反效果，身體要修復運動造成的乳酸堆積和肌肉微小撕裂傷，假如你在疲勞還沒有恢復的情況下，繼續運動只會讓你的減脂效果打折扣。

運動如果是以減重為目的，次數不需要太過頻繁，建議以有氧為主，例如：快走、跑步、游泳、腳踏車，也可以搭配高強度間歇性運動 HIIT，也就是短時間高強度運動與休息交錯的訓練，每天僅需要幾分鐘 HIIT 運動，效果相當於長時間慢跑，缺乏運動時間的朋友，可以考慮。

● 喝水量增加，加速代謝

除了運動以外，要打破停滯期，飲水量建議可增加，減重的朋友，喝水量每日至少攝取每公斤乘以 40c.c.，但是想要提升燃脂效率，可以多喝 1000c.c.，譬如 80 公斤體重的朋友，喝水量 2400c.c. 再加上 1000c.c.，共 3400 c.c.。多喝的水分可以促進排汗還有排尿，也提升整體的新陳代謝率。

● 攝取更多蛋白質，提升代謝

在營養方面，可攝取更多的蛋白質，假如先前吃一個手掌心，可以再乘以 1.5 倍，相對的澱粉的量可以減少，或是改成蛋白質含量比較高的毛豆替代澱粉，而蔬菜可以盡量以深綠色的高纖蔬菜為主，幫助肝臟解毒，平衡賀爾蒙。

回到最初的疑問，減重停滯期可以被縮短嗎？或是可以避開減重停滯期嗎？答案是肯定的，只要改變以上提到的因素，就能打破身體的慣性，重回燃脂的軌道。

如果你目前正在經歷停滯期，千萬別氣餒，也許你可以換一個觀點看待停滯期，它是你身體燃脂的中場休息時間，雖然體重數字沒有變動，但是你的膽固醇與各項發炎指數都明顯地下降了，身體正在適應新的狀態，暫時的停滯只是為了蓄積接下來的燃脂動能。

停滯期是減重過程中最令人挫折的情況，停滯期的對策，你可以嘗試：
1. 更長時間的間歇性斷食。
2. 增加喝水量。
3. 攝取更多蛋白質。
4. 增加運動量。
5. 減壓活動。

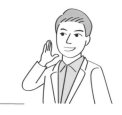

爲減重而運動，低頻率高效益

　　終究還是提到運動了，如果你期待這本書是教你不運動輕鬆瘦，很抱歉讓你有這個誤會，但是，也不需要失望太早。對你而言，運動的畫面是什麼呢？是穿著小短褲繞著 400 公尺操場兜圈子？還是在健身房舉起 15 公斤的槓鈴？其實不用那麼辛苦！假使你是為了減重而運動，有更輕鬆的選擇。

　　為什麼運動放在本書的第四部分，其實是有意義的，減重的 3 大要素，飲食、睡眠、運動，運動順位是最末，如果要把它的重要性量化，我會說它只占減重的 3/10。在飲食有原則、睡眠品質良好的前提下，少量的運動，可以讓代謝之火燒得更旺盛，然而，假如飲食不忌口，身體太過疲倦，就算每天運動 1 小時以上，體重一樣絲毫不動，

這也是大夥經常有的疑問，運動那麼勤快，卻不會瘦是什麼道理呢？原因就是忽略了減重的前兩大要素。

建立運動習慣並不容易，需要刻意為之，尤其對於現代上班族來說，工時過長，回到家還得做家事，經常有門診朋友告訴我，根本沒有時間運動。我很能理解時間有限，但是也正因為時間有限，更應該發揮單位時間的最大價值。為減重而運動，只需要一週 2 次，就能加快你的燃脂引擎。

為減重規劃輕量運動

一週 2 次的頻率，對於大多數的上班族朋友都可以輕鬆達到。想要從無到有培養出運動的習慣，可以搭配我們提過的減重子彈筆記，在你的筆記或手機上寫下待辦任務，每週檢視是否達成。把輕量運動加入你的減重計畫，有諸多好處，以下簡單的列出 3 點：

● 打破減重停滯期

運動絕對是打破停滯期最好的方法之一，輕量的運動，可以為你的細胞注入活力，增加血氧容量，加速燃脂。尤其是你的工作以靜態為主，慣性的姿勢會讓你的身體產生發炎壓力，肌肉變得緊繃、血管失去彈性，同時新陳代

謝也跟著放緩。

● 改善睡眠品質

假使你工時很長，長期疲勞、睡眠品質又不佳，與其找時間補眠，我更建議你安排短時間的運動，例如：快走、瑜伽伸展等等。輕量運動可以促進大腦的松果體分泌褪黑激素，讓你該睡的時候有睡意，該醒的時候精神飽滿。

● 代謝壓力賀爾蒙

壓力賀爾蒙皮質醇，是減重的大敵。然而，當我們運動的時候，意識暫時離開焦慮的事物，身心得以放鬆。加快的血液循環，幫助皮質醇濃度下降，同時，大腦會分泌對身體有益的神經傳導物多巴胺，讓我們有正向快樂的感受。

運動加速燃脂案例

【小芸／會計師 ▶ 靠運動突破停滯期】

小芸是個會計師，平常工作都是靜態的為主，生了第一胎後體重上升 15 公斤，身高 155 公分的她，體重 70 公斤，已經來到人生高峰。

減重剛開始的 6 個禮拜靠著新陳代謝飲食與 168 斷食，在沒有運動的狀況下瘦了 5 公斤，然而，接下來的兩個禮拜卻遇到了停滯期，明明飲食符合原則，可是體重卻卡住了，我鼓勵她嘗試運動，剛好她家裡有定點式的腳踏車，她就利用看電視的時間邊踩腳踏車，一個禮拜踩了 3 次，每次 15 分鐘，一週過後，她的體重掉了 1.2 公斤，算是她幾週減重以來最漂亮的數字。

　　她驚喜地說道：「沒想到不怎麼費力的運動，竟然也能幫助減重。」

· ·

【小瑜／餐飲業 ▶ 利用 HIIT 重回燃脂軌道】

　　小瑜在餐廳的廚房工作，客人用餐的時間，就是她最忙碌的時段。即使沒客人的時候，也要備料，或是清洗鍋碗瓢盆，下班後她整個人累癱了，只想躺在床上滑手機。

　　為了減重，她已經在飲食方面下足了功夫，只吃簡單烹調的雞肉與魚肉，配合一大碗蔬菜，加上

地瓜成為一餐，大約歷經半年的時間，從體重破百，瘦到 80 公斤，然而，體重數字開始停滯。

我建議她只要每週 2 天做波比跳 5～10 分鐘（一種高強度間歇性運動 HIIT），她勉強自己先做一次，結果一週回來，體重馬上鬆動，看到明顯的成效後，她更有意願增加運動頻率，體重也重回燃脂軌道。

然而，為什麼不強調要每天運動呢？假如，你以運動為樂，那恭喜你，運動對你而言不是件苦差事，但是，如果你運動的目的是為了減重，過量運動卻不會幫助你燃脂更快，甚至有可能適得其反。

運動後充分休息很重要

我有位病人小益，身高 175 公分，體重 102 公斤，為了減重，他每天做重訓 1 小時，還為自己準備便當，然而，他沒有瘦，重訓也沒讓他的肌肉線條變明顯，肚子依然很大。

第一次進到診間，我看到他兩眼無神，加上厚厚的黑

眼圈，先問他睡眠品質好嗎？他回答每天晚上幾乎都很淺眠，4～5點就會自動醒來，我提醒他運動已經過量了。

許多人忽略一件事，運動後，身體需要充分的休息，才能把運動產生的乳酸代謝掉。運動後休息的品質，甚至比運動更重要。我建議小益，把運動的時間縮減成每週3天，並且以有氧為主，一週後，他的體重直接往下降4公斤，他很意外，沒想到，運動量變少，反而能瘦，只是因為他找到身體最恰當的運動量。

有氧運動 V.S. 重量訓練

從事有氧運動好還是重量訓練好？這是很多人有的疑問，就效用來看，重量訓練的增肌效果好，而有氧運動燃脂的效果好，然而，增肌與減脂其實是不同的機轉。重量訓練屬於無氧運動，肌肉經過一次次的破壞再重建，長成粗大的肌肉細胞，這個過程中會造成氧債，運動後恢復需要額外的氧，同時也會刺激粒線體合成。而有氧運動，例如：慢跑、騎腳踏車、游泳，過程中攝入大量的氧氣，運動同時就能加速脂肪燃燒。

怎麼選擇呢？建議體脂高又沒有運動習慣的朋友，一

開始先嘗試有氧運動，等體脂降到正常範圍（男性 15 ～
25%，女性 20 ～ 30%），可以考慮加上重訓。不過仍然
以有氧為主，重訓為輔。

對於平常就有運動習慣的朋友，建議在運動週期中，
進行交叉訓練，例如：一週 5 天運動，兩天重訓，三天有
氧，可以最佳化增肌與減脂的成效，幫助肌肉中的粒線體
快速的增長。

長跑不如短跑

這概念也會讓人意外。短跑需要的是爆發力，就如同
人類的祖先在原野中追捕獵物的過程，而短跑可以刺激肌
細胞的增生，觀看跑者的小腿，你就可以分辨出他是爆發
型或是持久型的跑者。另一方面，經常進行馬拉松長跑，
其實會讓肌肉容易被代謝掉，以減重效率來看，短跑優於
長跑，而間歇性高強度的短跑，是所有運動中燃脂效果最
好的，屬於 HIIT 運動的一種，我們會留待接下來的單元
與你分享。

運動貴在可以持之以恆，拿捏平衡點非常重要，衡量
你生活型態，找出恰當的運動量，可以最有效益的促進身

體燃脂。維持運動習慣的關鍵在樂趣，萬事起頭難，給自己設計合適的獎勵機制或是找個伴，都可以增強你的動機。**不過永遠要記得，減重 3 要素的飲食、睡眠、運動，只有在顧好前兩者的前提下，運動減重才會有最大的成效。**

TIPS

減重的 3 大要素，飲食、睡眠、運動，運動順位是最末。如果為減重而運動，頻率低反而效益更佳，只要一週 2 ～ 3 次，進行 30 分鐘以內的有氧或著高強度間歇性運動，就能大幅改善燃脂效果。

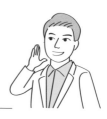

4-6

1 分鐘抵 45 分鐘的 HIIT 運動

看到標題有沒有讓你心情激動呢？只花 1 分鐘做 HIIT 運動，就相當於有氧 45 分鐘，這樣也太划算了吧？

小時候我最喜愛的卡通之一是七龍珠，劇情裡頭有一個精神時光屋，只要修煉一天的時間，就能獲得一整年的功力，我曾經想著這樣的好事，假如現實世界也有就太棒了。好消息是，做 HIIT 運動就像是進入精神時光屋修煉一樣，可以加倍你的努力效益，只需要幾分鐘的時間，對每個人來說都可以輕易嘗試。

什麼是 HIIT 運動？

它的全名是高強度間歇性運動（High-Intensity Interval

Training 簡稱 HIIT），仔細來拆解，關鍵在於高強度運動負荷，以短暫間歇性的方式，反覆進行訓練。HIIT 運動可以帶來後燃效應（Afterburn Effect），簡單來說，就是運動結束後，身體耗氧量仍然比平時多，持續產生能量的狀態，而且長達 24 小時，這時候，身體會優先以燃燒脂肪做為身體的能量來源，一般長時間低強度的運動則沒有這樣的效果。介紹幾個經設計過的 HIIT 運動，例如：在室內可以進行的波比跳、登山式，以及適合戶外進行的短跑衝刺，也有利用器械的運動，像是划船機、跑步機、飛輪等等。

1 分鐘抵 45 分鐘的說法，是加拿大學者 Prof. Martin Gibala 提出的。他在 2017 年出版的一本書《The One-Minute Workout》，裡面介紹了一項實驗研究，將 27 位加拿大的成年男性分成三組，第 1 組每週運動 3 次，以最大心跳率不超過 70％的強度，持續踩腳踏車 45 分鐘。第 2 組是 HIIT 組，每週進行 3 次，1 分鐘的極限運動（20 秒加上 2 分鐘休息，共 3 輪），第 3 組是什麼運動都不做的對照組，連續觀察 12 週，結果發現第 1 組與第 2 組，身體的最大攝氧量幾乎相同，而 HIIT 運動組粒線體增加量甚至高於第 1 組，驗證 HIIT 運動的短時間高成效。

什麼是最大攝氧量？

階段性的提高運動負荷，觀察氧氣攝取量，當這個數值不再上升，也就是不隨運動負荷而增加時，即為最大攝氧量。

對忙碌的現代人來說，HIIT 運動解決了時間有限的問題，你只要移轉 5 分鐘滑手機的時間來做運動，就能體驗它帶來的減重效益。建議沒有運動習慣的朋友，可以先從輕量的 HIIT 運動開始，一週 2 ～ 3 次，每次 4 分鐘即可。就算天候不佳，也可以在室內進行，不需要太大的空間，甚至只需要一個瑜伽墊。

HIIT 運動可以極大化減重的效果，上個單元，曾經提及增肌與減脂是兩個不同的機轉，很難同時進行，然而，HIIT 的運動卻創造了這個可能性，它兼顧重訓與有氧運動的好處，同時增肌與減脂，為你打造不易胖的體質。

HIIT 運動的好處

以下就最新的研究發現，分享 HIIT 運動帶來的好處：

好處 1 **減重效果**

HIIT 運動會使得來自胃部具有刺激食慾功能的飢餓肽濃度下降，加上運動過程原本就會讓血糖值上升，整體效果，就是飢餓感下降。

另外，HIIT 運動可以同時減少內臟脂肪以及皮下脂肪，皮下脂肪存在於體表，就是蝴蝶袖、馬鞍部以及小腹脂肪，而內臟脂肪是包覆在臟器外的脂肪，HIIT 不但能燃燒這兩種脂肪，同時可以減少低密度膽固醇和中性脂肪，藉此改善血管彈性，以預防心血管疾病的發生。

好處 2 **增加粒線體，改善疲勞**

隨著年齡，存在細胞裡的粒線體會減少，連帶著代謝下降，人容易感覺疲勞。人的體力與續航力，與身體的最大攝氧量有關，假如身體的粒線體不足，就沒辦法充分利用攝入身體的氧氣。有些人體會到，年紀大了，連爬個樓梯都氣喘吁吁，或是，中年人下籃球場打球，只能追著年輕小伙子嘆息，這都是因為粒線體不足。而 HIIT 運動可以增加細胞粒線體的數量，是許多運動國手訓練菜單的必要項目。

　　粒線體的數量減少或是質量下降，還會為身體健康帶來風險，有可能製造出傷害細胞的活性氧，另一個名稱叫做自由基，會加速身體的老化，也增加心血管疾病、慢性病和大腦提早退化的風險。

好處 3 ▶ 抗老化

　　HIIT 運動可以活化輕度失智的大腦，改善憂鬱和失眠。2018 年美國有一項實驗研究，讓受試者從事 HIIT 的運動，發現大腦的 BDNF（腦源性神經營養因子）增加了 [1]，這是一種促進腦細胞增加的蛋白質，暗示 HIIT 運動很有可能有助於提升認知機能。越來越多的研究發現，把成年後大腦細胞只會萎縮的說法推翻了，現在學者認為，即使步入老年，靠著一些訓練，仍然可以製造出新的腦細胞。

好處 4 ▶ 改善胰島素阻抗

　　要提高胰島素的敏感性，除了前面的單元提過改變飲

1　Boyne P, Meyrose C, Westover J, Whitesel D, Hatter K, Reisman DS, Cunningham D, Carl D, Jansen C, Khoury JC, Gerson M, Kissela B, Dunning K. Exercise intensity affects acute neurotrophic and neurophysiological responses poststroke. J Appl Physiol (1985). 2019 Feb 1;126(2):431-443. doi: 10.1152/japplphysiol.00594.2018. Epub 2018 Dec 20. PMID: 30571289; PMCID: PMC6397406.

食，以及一些營養補給品外，從事 HIIT 運動也有效果。藉由 HIIT 運動可以增加 GLUT4，我們曾經在單元 1-8 作弊日有提過，GLUT4 是細胞上的葡萄糖通道，負責搬運葡萄糖，增加 GLUT4 的數量，有助於恢復胰島素的敏感性，同時改善血糖值，可以預防糖尿病。

好處 4　消除橘皮組織

　　容易形成橘皮組織的部位有大腿內側，這個地方是脂肪容易囤積，而肌肉容易萎縮的地方，用器具按摩或是塗抹乳霜都很難消除，而針對下肢設計的 HIIT 運動可以讓橘皮變得沒那麼明顯。對於過度肥胖者來說，瘦下來容易產生鬆垮的皮瓣，從事強化手臂的 HIIT 運動，例如：棒式、伏地挺身、開合跳等等，可以讓鬆垮的皮膚變得緊實，皮膚也有機會恢復細緻，有如回春一般地效果。

　　除了上述的好處外，在執行層面，從事 HIIT 運動的朋友，運動的放棄率比例較低，因為它需要的時間不長，又充滿樂趣，可以讓人持之以恆的執行下去。比起相同強度的運動，譬如慢跑，HIIT 運動更容易激起挑戰欲望，隨著訓練的過程，肌肉的爆發性和持久性都會明顯的增強，這可觀的改變，代表有能力挑戰更進階的 HIIT 運動，過程就像遊戲打怪升級一樣。

　　「運動的作用可以代替藥物，但所有的藥物都不能替代運動。」——法國醫學家蒂素。對於總是被時間追著跑的人，HIIT 運動無疑帶來一個希望，只要你在繁忙的生活中，撥出零碎的時間就可以訓練。對於體重遇上停滯期的朋友，從事 HIIT 運動幫助你快速度過停滯期，在體重下降同時，你的身材曲線也變得更加緊實，自信與魅力不斷提升，換句話說，「運動讓你與時間逆行。」

TIPS

高強度間歇性運動（High-Intensity Interval Training 簡稱 HIIT），HIIT 運動可以帶來後燃效應，運動結束後，身體還會持續燃脂。1 分鐘的 HIIT 運動，相當於 45 分鐘騎腳踏車，適合運動時間少的族群。

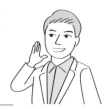

4-7

在家就可做的
輕量 HIIT 運動

為了把運動的元素安插進你的減重計畫中，這個單元參考《HIIT 運動全書》，設計了在家也可以執行的輕量 HIIT 運動課表，難度適中，適合各個年齡層的朋友操作，大原則是簡單安全、容易堅持。你需要的就只有一張瑜伽墊，以及家中一處開闊的空間。

運動前準備

執行 HIIT 運動有兩種方式，一種是竭盡全力的運動，另一種是以心臟最大負荷的 60～70% 進行，前者適合職業運動員或有運動習慣的朋友，我們採取的是後者，比較適合一般大眾。在運動後你需要量測自己的心跳，以調整運動的強度，你可以為自己準備血氧機、運動手環或是手

機 app 來量測。

> 輕量 HIIT 運動必須達到的目標心跳率，
> 簡易計算公式如下：
> （220 － 年齡）X 0.6 ～ 0.7

暖身與收操

因為 HIIT 運動的強度較高，運動前請先做一些暖身動作，目的增加血流量，加速血液循環，避免抽筋發生。簡單暖身動作提供你參考：

- 從身體的上到下扭轉各處關節，利用前彎、後仰，盡量地延展身體，最後再做幾個原地踏步、弓箭步。
- 正式運動時，兩組動作之間，你也可以用原地踏步的方式休息。

很多朋友會忽略運動後的收操，其實，這對於代謝乳酸、緩解疲勞有很大的幫助。做得確實，隔天就不容易全身痠痛。重點聚焦在伸展與深呼吸，收操運動類似暖身運動，只不過動作更加輕緩。

運動中

8 組動作，以運動 20 秒加上休息 10 秒的頻率進行，總共時間長約 4 分鐘。有幾個重點需要提醒，達到最大心跳率的 60 ～ 70％是首要目標，所以請盡量快速的動作，其次才是動作的完成度，過程如果很喘可以用嘴巴呼吸。

接下來，就與你分享這 8 組動作，你可以照著順序進行，也可以自由地排列組合，來增加樂趣。

輕量 HIIT

（運動 **20** 秒＋休息 **10** 秒）✕**8**次

1	**2**	**3**	**4**	**5**	**6**	**7**	**8**
運動 20 秒	運動 20 秒	運動 20 秒	運動 20 秒	運動 20 秒	運動 20 秒	運動 20 秒	運動 20 秒
休息 10 秒	休息 10 秒	休息 10 秒	休息 10 秒	休息 10 秒	休息 10 秒	休息 10 秒	休息 10 秒

① 深蹲

**強化下半身的動作，有助於提高心率，
提升代謝。**

- 鍛鍊部位　臀大肌、大腿肌群、腰大肌
- 動作要點　【1】雙腳打開與肩同寬，腳尖與膝蓋方
　　　　　　　　　向朝前，抬頭挺胸。
　　　　　　　【2】雙手往前伸直，同時臀部向後推，
　　　　　　　　　幫助保持平衡，重心下移，直到大
　　　　　　　　　腿與地面水平，快速恢復站姿。

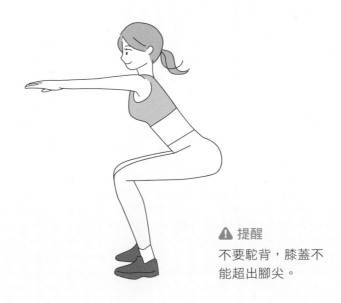

⚠ 提醒
不要駝背，膝蓋不
能超出腳尖。

② 弓箭步交互蹲跳

**訓練瞬間爆發力,增加負荷,
有助於提升身體敏捷度。**

- 鍛鍊部位　股四頭肌、臀大肌、膕旁肌
- 動作要點　【1】身體呈現低姿態弓箭步,重心下
　　　　　　　　移,直到上方大腿與地板平行。
　　　　　　　【2】雙腳同時用力往上跳,離地時,雙
　　　　　　　　腿位置互換,重複動作。

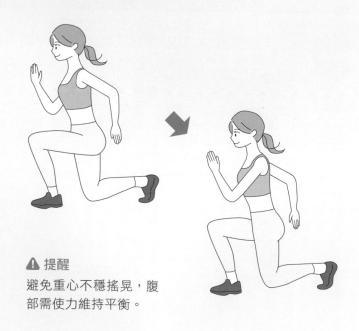

⚠ 提醒
避免重心不穩搖晃,腹
部需使力維持平衡。

③ 登山式

從攀岩衍生的動作,增加腹部肌力。

- 鍛鍊部位　腹直肌、腹橫肌
- 動作要點　【1】雙手掌撐地,置於肩膀正下方,背
　　　　　　　　部成一直線。
　　　　　　【2】雙腳輪流屈膝,上抬接近手肘時再
　　　　　　　　快速換腳,過程膝蓋不能碰地。

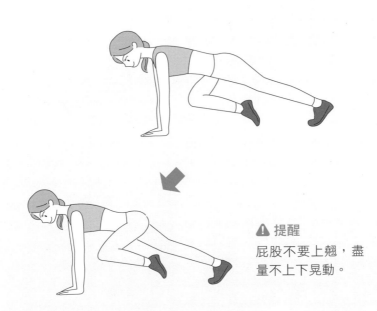

⚠ 提醒
屁股不要上翹,盡
量不上下晃動。

④ 伏地挺身

鍛鍊胸肌，也有助於雙臂更緊實。

- 鍛鍊部位　胸大肌、三角肌、上臂肌群
- 動作要點　【1】雙手打開，放在胸部兩側。
　　　　　　　【2】俯臥，腹部微微用力，把身體撐起
　　　　　　　　　　成一直線。

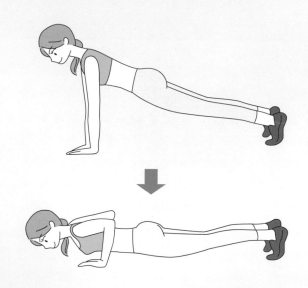

⚠ 提醒

腹部需用力，不能貼到地上，背部、臀部、腳踝成一直線。
（假如臂力不夠，可以改成雙膝跪地。）

⑤ 抱膝式

強化腹肌的運動。

- 鍛鍊部位　腹直肌
- 動作要點　【1】坐在地上，雙手放置臀部側邊，兩
　　　　　　　　腿伸直，稍稍離地。
　　　　　　【2】抬腿屈膝，與上半身收攏，再快速
　　　　　　　　將兩腿伸直，重覆動作。

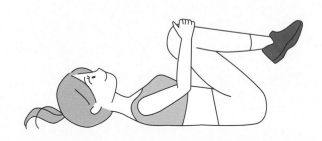

⚠ 提醒
舉起大腿直到與地板垂直

⑥ 平躺交叉碰膝

**相對輕鬆的動作，提供運動中喘息，
肌肉放鬆。**

- 鍛鍊部位　腹直肌
- 動作要點　【1】平躺屈膝，雙手上彎成 90 度。
　　　　　　【2】右手肘碰左膝，回到動作 1。
　　　　　　【3】左手肘碰右膝，回到動作 1。

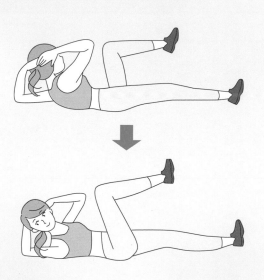

⚠ 提醒
盡量快速進行，達到有
點喘的感覺。

⑦ 波比跳

屬於全身性的有氧運動,幫助雕塑身體曲線。

- 鍛鍊部位　全身
- 動作要點　【1】蹲下,手撐地。
　　　　　　【2】雙腳併攏,一口氣向後跳,接著往前跳,回到動作1。
　　　　　　【3】從動作1向正上方跳,回到動作1。

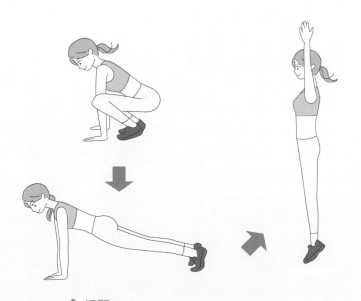

⚠ 提醒
盡量快速流暢地進行,雙手掌都在肩膀正下方。

⑧ 開合跳

可以短時間有效提高心跳數。

- 鍛鍊部位　全身
- 動作要點　【1】雙腳併攏，雙手貼在身體兩側。
　　　　　　【2】身體往上跳時，雙腳、雙手同時打
　　　　　　　　　開，雙腳間距為肩膀的 1.5 倍寬，
　　　　　　　　　再次往上跳時，回到動作 1。重複
　　　　　　　　　動作。

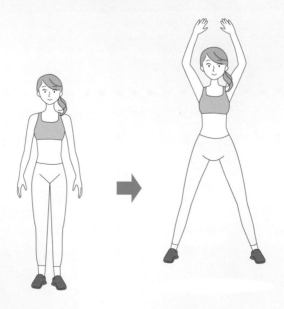

⚠ 提醒
四肢盡量快速開合。

關於輕量 HIIT 運動的常見 Q&A

Q1 ▶ 做輕量 HIIT 運動會不會有危險呢？

　　輕量 HIIT 運動是設計給一般大眾，相對比較安全。對於專業運動員，會選擇竭力型的 HIIT 運動，例如：Tabata、衝刺慢跑。而且，輕量 HIIT 運動並沒有限制 20 秒內要完成動作的次數，所以，每個人可以依自己的狀況衡量適合的運動強度，只要達到目標心跳率即可。

Q2 ▶ 運動的頻率建議？

　　剛開始建議每週 2 ～ 3 次即可，不建議每天做，因為除了運動時間外，充分的休息也是關鍵。有些認真的朋友會希望加強效果，我建議可以先從提升運動強度著手。

Q3 ▶ 一直無法提高心跳數怎麼辦？

　　有些人天生心跳比較慢，建議可以挑下身的運動，動用到最大量的肌肉，例如：深蹲、登山式、開合跳等等。做完應該有幾個徵象，會有點喘，上氣不接下氣的感覺，假如沒有，可以試著增加運動速度，如果還是差一點，可以增加秒數，改成 30 秒運動加上 15 秒休息。還是不夠，考慮增加組數，從 8 組變成 10 組。

關於運動的這 3 個單元，我用盡最大的努力，提倡運動的好處，希望運動能成為你生活的一部份。對於 30 歲以後的成年人來說，假如沒有運動習慣，肌肉量會以每年 1% 以上的速度流失，基礎代謝率與免疫力同時也跟著下降，身體的老化是顯而易見。

每個人一天都只有 24 小時，然而，生活的品質卻可以天差地遠，有許多好習慣可以有效地改善你的生活品質，運動就是其中之一，運動習慣的養成永遠不嫌晚，只要你持之以恆，下次同學會時就有可能被人稱讚：你怎麼都沒有老？相信我，這句話絕對可以讓你開心很久。

TIPS

在家也能操作的輕量 HIIT 運動，大原則是簡單安全、容易堅持。操作的首要目標是達到最大心跳率的 60 ～ 70%，所以請盡量快速的動作，其次才是動作的完成度，過程如果很喘可以用嘴巴呼吸。

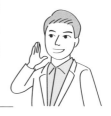

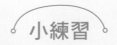

小練習

嘗試一週安排 2 天進行 4 分鐘的輕量 HIIT 運動。

不只工作要計畫，
休息也要先計畫好

　　小臻是一名科技公司的高階主管，公司的客戶遍及全球，近半年接了一筆來自歐美的訂單，同事們成立專案小組，以追蹤進度和即時回覆訊息。距離交貨截止日前一個月，小臻已經連續三個禮拜加班到深夜，睡眠不理想，讓她嘴巴開始破洞潰瘍，155 公分、63 公斤的小臻，即使認真地執行減重飲食，可是三個禮拜，平均每個禮拜只瘦 0.1 公斤。

　　專案完成後，小臻給自己放一週的假，飲食也沒有太忌口，卻在一個禮拜後，瘦了 1.2 公斤，連她本人都很意外，什麼事都要求完美的小臻，即使工作忙碌也堅持每天量體重，但是上上下下的數字讓她相當挫折，反倒是，什麼都放下，好好的去休假一週，卻瘦得更有成效，原來休

息對她說，這麼重要。睡飽、心情放鬆，不緊追著體重數字，身體燃脂引擎才能正常發揮。

休息應看作與工作同等重要

為了工作我們會做計畫，設定目標數字來檢核績效，然而，對於休閒娛樂我們卻經常不重視，擺在工作的順位之後，工作狂人或是完美主義者，甚至會貶低休閒的價值，視自己為貪圖享樂。

而現實的情況是，當你經歷一整天疲憊的工作，會出現注意力渙散，決策疲勞的現象，極度不平衡的你，會被本能驅使打開冰箱，拿出食物塞進嘴巴，因為身體在尋求「最快」可以滿足自己的方法，雖然不一定健康，而且短暫的快樂後，可能迎來更多的罪惡感。

逃避中有追求，追求中有逃避

成癮症在現代相當常見，有人對含糖食物就是無法抗拒，有人對手機無法抗拒，視覺與味覺的享受，共同點就是刺激快速，而且一旦開始了就很難結束，你會一口又一口的吃零食，一段影片又一段影片的看下去，這絕對不是

你的錯，通常是因為你累過頭了，才無法意識到要停下來，另一方面，也代表你已經好久沒有經歷優質的休閒，身體充滿著憤怒和焦慮的情緒，你會去追求這些短暫的刺激，是為了逃避這些情緒，卻失去檢視自己的生活以及重新調整機會。

身體不同的力：腦力、體力、心力

每個人的體力都是有限的，現實生活中沒有超人，如果你的工作、事業、關係、財富，是堆積在過度透支自己身心的前提上，那麼很有可能在一夕之間土崩瓦解。推薦一本書《認真的你，有好好休息嗎？》，書中提到一個概念，面對生活中不同的任務，身體會動員不同的力去面對，分別是腦力、體力、心力。

腦力是當我們進行邏輯思考、目標計劃的時候會動用的能力。例如：寫企劃、準備報告、應對考試，很多人會說這些活動很燒腦，這個用詞相當貼切。而體力是當一個人起床後，行走、工作，支持一切身體運作的能力。

心力則跟我們的壓力管理相關，當我們心力充足時，對於外界發生的事件會比較有容忍度，例如：突如其來的工作、同事間的意見相左或任何生活上的不如意，我們能

夠有彈性的做出調整，而不會因不符預期而暴怒。

補充腦力、體力、心力

這三種力相互平衡，會讓我們的生活更加安穩。如何補充這些能力呢？

● 補充腦力

腦力的補充，需要適時的轉換意識焦點，每個人的專注力都有限，當長時間聚焦在工作上，腦力會消耗得特別快，工作效率隨時間遞減。《番茄鐘工作法》提出 25 分鐘就要休息 5 分鐘，將時間切分成短時間的工作，會更有效率。

如果認為 25 分鐘太短，我建議可以像是學校課堂一樣，50 分鐘休息 10 分鐘，這 10 分鐘就不要想工作上的事了，把意識焦點完全轉移到其他事情上，也許去喝杯水、做個伸展，留意身體的需求，可以幫助你回復腦力，工作維持專注。

● 補充體力

體力的補充，需要靠身體完全的放鬆休息。別以為放

鬆很容易，事實上，對大多數的人都很難，有人不自覺就是會聳肩、背部僵硬，就連睡覺的時候，也無法完全的放鬆，起床後還是頭昏腦脹的。

假如肌肉持續處於收縮狀態，時間一久，肌肉會容易痠痛，健康的肌肉是紡錘狀，質地柔軟而有彈性，假如過度收縮就會結成球狀，俗稱筋結，按壓會非常痠痛。這時候，你可以尋求協助，透過針灸、復健或是按摩 SPA 來幫助肌肉放鬆，當然也可以自主進行瑜伽伸展，讓身體恢復柔軟。

● 補充心力

心力的補充，要仰賴有品質的人際交流，這裡特別強調品質，因為有些團體相聚，經常淪為抱怨大會，彼此餵毒雞湯。我並不是說抒發負面情緒不好，但假如其他夥伴沒辦法幫你導回正面，可能會負向的增強你的情緒，使你越來越憤世嫉俗，增添你的無力感。

而有品質的人際交流，像是親密家人或知心好友的聚會，也許過程中還是會有抱怨，然而，當你宣洩完後，對方能夠同理你，可是卻不加強你的負面情緒，這樣有品質的交流並不容易，你可以從自己開始，給他人有品質的聆

聽，慢慢的你周遭也會出現願意聆聽你的人。

人際間彼此的互助，可以促進大腦分泌幸福賀爾蒙，讓我們感覺良好，沖淡來自生活的無助感。

為休息安排計畫

沒錯，將休息明確地排進你的行程中，讓它不再可有可無，而是重要且緊急的活動！在《深度數位大掃除》這本書中，提到許多低品質的休閒活動已經排擠掉優質休閒活動的時間，例如：無目的的滑手機、看短影片，以至於讓我們陷入上癮又空虛的心理迴圈，要擺脫這樣的困境，需要刻意地為生活安排優質休閒，這個休閒最好能動用你平常不會使用的能力，並且在不同的場域。

參考《認真的你，有好好休息嗎？》，書中提出一種3個小休息法的概念，非常適合現代人執行，以下與你分享：

● 第 1 個小休息

以 30 分鐘為單位，在一整天中可以安插幾個 30 分鐘為單位的小休息，例如：經歷忙碌的一天，回家可以先給

自己 30 分鐘，從事與工作完全不相干的活動，假如你的
工作偏靜態，耗費比較多的腦力，建議可以選擇動態的活
動，例如：快走操場 10 圈、瑜伽伸展、有氧體操等等。

● 第 2 個小休息

　　以 3 小時為單位，在一整週忙碌的工作後，可以在週
末安排一個半天的時間，也許能與家人一起去踏青、看展、
看電影或是進行桌遊活動，讓身心恢復活力，同時豐富內
在世界。重點是跟人們在一起，全心全意與他人同在的感
受，可以掃除個人過度努力，產生的孤獨錯覺。這個世界
沒有一個人真正孤單，從起床睜開眼睛那一刻，我們就生
活在彼此互助合作的人際圈中，食衣住行都有他人在背後
默默努力。

● 第 3 個小休息

　　以日為單位，在一季 3 個月的時間內，可以與他人安
排一場小旅行，離開舒適圈，進行一個小探險，嘗試不同
的食物，不同的文化體驗。可以把我們日常的標籤拿掉，
重新當回孩子，對世界更多的好奇，也為自己的人生激盪
出更多火花。

計畫性的休息，可以讓你身心安穩地達成目標。我經常把減重比喻成跑馬拉松，馬拉松全程 42 公里，通常在 30 公里的時候，會遇上撞牆期，有經驗的跑者，會在這時候調節速度，等到度過這個階段，甚至可以跑出更好的成績。機器都需要定期保養了，更何況人體呢？時時刻刻連結身體的真實需求，才不會在終點線前身心潰堤。

TIPS
工作過度的透支身體，會減緩燃脂的效率。休息應看作與工作同等重要，甚至更重要，需要在生活中刻意安排。

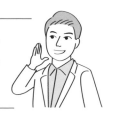

小練習

每天安排 3 次，以半小時為單位的小休息。

4-9

瑜伽啓動身心療癒

「瑜伽從崇拜身體開始,最終趨向心的修煉。」——
瑜伽大師艾揚格。

你對於瑜伽的認識有多少呢?瑜伽不只能夠雕塑體
態、改善健康,在持之以恆的練習後,你會體驗它更多的
好處。兩年前我看了一本書《起床後的黃金 1 小時》,了
解良好的晨間習慣決定一整天的品質。當時我就反思,我
一早起來會做什麼呢?首先看一下手機,再刷牙洗臉,喝
杯水,接著就開始想著一天的工作,心思馬上被工作占滿,
壓力滿載。假如我給自己設下一個晨間習慣,也許能幫助
我以正向的情緒啟動一天。

因此,我決定養成起床後做瑜伽 20 分鐘的習慣,正好
疫情期間,遠距瑜伽非常盛行,堅持做到現在已經兩年多,

這趟瑜伽旅程帶給我的好處是，肌肉筋膜變得柔軟，想法也變得更有彈性，更可以接納生活中突如其來的變化，也比較不容易陷入負面思考當中。

瑜伽可以幫助深度的自我療癒

身體充滿著奧秘，值得一輩子探索。近 200 年內科學界主要聚焦在解剖下的身體，但是在不同的古文化中，對身體有更多結構以外的考察。譬如中國古代發現的人體經絡，以及印度的七脈輪，都是以能量的角度來解析人體，世界上仍有許多瑜伽行者，藉由瑜伽圓滿自己的修行，有些人在操練瑜伽體式的同時，心靈也會被觸動，不自覺得想哭，那是因為被勾起陳年的傷痛。

《還我本來面目》的作者吳至青與賽安慈兩位博士，提到人不只是單一肉體的存在，而是多層次元的互動系統，包括肉體、能量體、意念體和自信本體四個次元，這些不同次元的存在，乘載了我們從出生到現在，甚至累世的記憶，記憶又伴隨著情緒，而情緒會在身體留下印痕，我們之所以成為現在的模樣，都是有原因的。

譬如，如果一個人，從小就被剝奪為自己做決定的自由，總由父母為他安排，他的下肢可能會顯得肌肉鬆軟，

因為海底輪的能量沒有充分的發展，不曉得自己生命真正
的追求，成長的過程中，可能會伴隨對父母的憤怒，但又
不敢直接與之對抗，被壓抑的憤怒，成為下肢肥胖的原因。

然而，瑜伽可以啟動身心療癒，在操練的過程中，我
們的脈輪會被逐一打開，被阻塞而呈現混沌的能量，會慢
慢被導引到正確的方向，我的經驗是做完瑜伽的我，感覺
身心舒暢，更容易清楚的表達自己的想法。

從科學的角度看待瑜伽，它可以平衡身體的賀爾蒙，
因為每一個體式都講求平衡，瑜伽是很個人的療癒旅程，
沒有所謂的完美體式，依個體性的不同，好的瑜伽老師，
不會要求你用蠻力讓姿勢更到位，而是會讓你將注意力放
在呼吸上，達成動態的平衡。就賀爾蒙的層面，瑜伽幫助
皮質醇達到最佳的數值，並且改善賀爾蒙阻抗，例如：胰
島素阻抗、瘦體素阻抗。由內而外的協助控管體重。

瑜伽可以翻轉生命

過去到現在我遇到的瑜伽夥伴中，曾讓我見證生命整
個翻轉的案例，他們從情緒的枷鎖掙脫，蛻變新生，同時
他們的體態也跟著重塑，在此與你分享：

小桂的父親是一名水泥工，也是家庭唯一的經濟來源。為了提供兩個孩子最好的教育，四處接案工作。母親則是一個平凡的家庭主婦，只有小學學歷。小桂成長的過程，總是與早出晚歸的父親交身而過，在小學班級中，同學的家境不錯，小桂時常覺得自己與他人格格不入，有調皮的小孩會嘲笑小桂的穿著和體態，自卑的小桂，任憑他人的言語暴力，沒有反抗，卻也養成忍氣吞聲、皮笑肉不笑的習慣。

我第一次見到成年的小桂，是在一個工作坊中，聽到她分享自己的生命故事，令人非常疼惜。她屬於中廣型身材，她說道自己經常脹氣，尤其在做瑜伽的時候，感覺胃部經常會有想吐的感覺，但是，練習完後，會覺得全身舒暢。原來她有一股能量堵在胃輪，胃輪在身心靈的角度，與金錢議題相關，因為小桂總認為自己不如人，希望在任何場合都不要被注意到，安靜地獨處在自己的小世界。

當她勤快的練習一年瑜伽後，她說她胃裡想吐的感覺幾乎消失了，有趣的是，小桂看起來更有自信，

周遭人際關係越變越好，也被主管看重，得到一個
升遷機會。她的腹部變得平坦，整個人看上去更有
光彩。

負擔家計的長女小麗

小麗是家中的長女，下面有個罹患罕見疾病弟弟，
心地善良的小麗，體恤父母工作繁忙，成長過程中，
總是不斷地照顧弟弟、協助處理家務。成年後的她，
遲遲沒有結婚，經常為家裡提供經濟援助。小麗的
身型上半身虎背熊腰，下半身顯得纖瘦，與其說她
像一個男人，更可以說像一位戰士。

她分享自己做瑜伽的時候，覺得胸口悶悶的。印度
的阿育吠陀醫學指出心輪對應身體胸口中央的位
置，對應心理層面的愛與慈悲，胸口悶代表心輪的
能量卡住了，小麗的心輪好像被層層的鎧甲包覆著，
如同她非常厚實的胸廓。

小麗總是在為家人付出，卻很少了回過頭關照自己，
就像是一個超級英雄一樣，以拯救他人為終生志業。

近半年來，小麗經歷一些家庭變故，弟弟往生了，雖然感到遺憾，但是在這個生命階段，小麗終於有機會把焦點移回自己，看到自己也有未被滿足的需要，擁抱被自己忽略的內在小孩。在持續練習瑜伽的過程中，小麗給自己深度的滋養，她的身材開始變化，出現一些女性的柔美特質，體重也減輕許多。

透過這兩個故事，我想讓你了解，你獨特的生命經驗，造就你看世界的角度，如果你對過往的事件無法忘懷，衍生的負面情緒，會堵塞你的脈輪，間接造成脂肪堆積。練習瑜伽可以讓你更容易寬恕，不僅是寬恕過去事件對你造成的傷害，也寬恕自己，讓自己可以放下痛苦，重獲新生。

如果你沒有接觸過瑜伽要怎麼開始呢？可以從住家附近的運動教室或社區大學，搜尋有沒有瑜伽課程。只要你升起想改變的意願，就會有合適的老師走進你的生命。把身體當作你修行的道場，透過瑜伽的練習，不僅可以改變你的身形，也能圓滿你的生命。

4-10

正念減壓，讓生活自由換檔

　　2020 年初，全球遭遇新冠病毒肆虐，為了阻止疫情擴散，台灣啟動了三級警戒。除了邊境管制外，國內也禁止公共場所的群聚，突然間，恐懼瀰漫整個社會。走在大街上，發現行人少了，沒人有興致逛街、餐廳禁止內用，經濟活動停擺，就連基層的醫療產業也無可倖免。當時我服務的診所，也受到疫情影響，人流減少，即便知道這是必然的結果，心裡仍舊無法擺脫焦慮感，一切充滿未知，不曉得疫情的終點在哪？

　　這段疫情期間，我偶然地在廣播中聽到關於正念減壓課程的分享。當時了解並不多，只知道這項課程能幫助減緩身心壓力，讓我們學習與壓力共處，這正符合我的需要。我立刻上網搜尋，因此找到華人正念減壓中心，這個機構

有開設正念減壓的課程，我馬上嘗試報名一期。回頭來看，沒想到正念的學習，對我來說是如此珍貴的生命禮物，在最後這個單元，我也想把這個禮物分享給你。

正念是什麼？

　　正念其實是每個人與生俱來的能力，在我們還牙牙學語的時候，可以看著天空雲朵的變化，心中有無限驚奇的感受。也許只要一張圖畫紙，我們可以自得其樂的度過一兩個小時。**正念是一種與當下同在的能力，讓身心安處於此時此地，打開心與感官充分領受，不被過去的經驗所牽絆，也不替未來尚不可確定的事物煩憂。**

　　喬・卡巴金（Jon Kabat-Zinn）博士，是正念減壓課程的創始人，這套課程在麻州大學醫學中心已經開設了超過 40 年，學員剛開始多數為慢性疾病患者，被自己的主治醫師推薦來上課，因為在接受醫療的過程中，仍不免有疼痛、身體不適與心情低落的狀況，正念減壓正好可以輔助醫療的不足，幫助學員們強化自身的力量，為改善自己的健康與幸福而努力。如今，正念減壓的課程已經推廣至全世界，有越來越多學員是自主前來上課，為了重新掌握健康與心靈平靜而踏上這個旅程。

　　卡巴金博士給正念下了一個操作型的定義：「**正念是時時刻刻非評價的覺察，需要刻意練習。**」我們大多數人的生活，都是處於行動模式（doing）居多，總是著眼於目標，聚焦在自己能力的不足，過度自我批判，然而，正念的學習強調的是同在模式（being），人在哪裡，心就在那裡。注意力著眼於當下，假如我們有意識地在生活中落實正念，可以為自己培育出一個寬廣的心靈空間，就像是一個安全氣囊一樣，當外界的不愉快事件一再地敲擊我們身心時，我們仍然可以像顆大樹，根深茁壯，足以抵擋生活中的暴風雨。

　　正念運用於減壓，強調的是自我照顧，每一刻都與自己的身心充分連結，溫柔地善待自己，並對一切的發生採取好奇開放的態度。壓力之所以存在，源於期待與真實的落差，就減重而言，對現在的體態不滿意，就會產生壓力，而壓力並沒有不好，往往它也是促使我們成長的助力，重點是我們可以對自己因應壓力的慣性模式有所覺察，與壓力和平共處。

用正念度過減重過程中的震盪起伏

　　我在診間曾遇過一個減重朋友玲玲，每個禮拜來都見她

愁眉苦臉的，體重數字沒降，她會一直追問為什麼，總想問個水落石出，數字有降，她又擔心自己會不會降得太慢。

事實上，減重並不需要把數字抓得太緊，只要飲食、生活符合減重原則，身體會以最適合的步調，達成目標。玲玲對體重的焦慮，已經占滿了她的身心，無論發生什麼事，她都可以做出負面的解釋，然而，過度緊繃的狀態已經侵蝕她感受快樂的能力。我可以想像，就算她達成自己的理想目標後，仍然會時時刻刻害怕復胖，因為她從未有一刻真正的接納自己。

人對自己有評價，是再自然不過的事，然而，必須清楚釐清的是，你不等同你腦袋中的評價，每個人都是處在一個持續成長與修正的狀態，每天的自己都是獨一無二的。

抱持開放的心胸，欣賞每一個階段的自己，就算體重數字沒有變，你可以掐掐自己的腰圍，也許腰變細了，體脂率降低了，如果你過度聚焦於數字，可能會忽略其他有進步的部分，我們應該學習平等地看待身體的任何變化，否則容易陷入慣性的自我咎責中。

減重原本是為了達到更好的生活品質，假如太過度執著於減重數字，反倒是背道而馳，讓我們離幸福感越來越遠。在減重的過程中，彈性是需要了，這本《瘦身藍圖》，

你可以看到我們整理出 11 個板塊，事實上，也許有更多要素，也不一定。然而，人可以關注的焦點畢竟有限，執行過程有可能漏了某些項目，怎麼辦呢？再修正就好，不須要追求一步到位。落實正念，在減重的同時也幫助你減少心裡的負累。

如何系統性學習正念？

正念的練習，有分正式與非正式部份。正式練習包括身體掃描、呼吸覺察、飲食靜觀、念頭想法覺察、行走靜觀等等。而非正式的練習，就在生活的行、住、坐、臥當中，包括刷牙、洗臉、日常溝通等等。正念的學習，強調經驗先於知識，在親身體驗後，你會更深刻感受正念對你的好處。

建議找尋一位有專業認證的老師，因為學習是有次第的，有系統地學習，才會有最大的效益，每個練習背後也都有豐富的學理內涵。我個人非常推薦華人正念減壓中心的課程，機構內的師資，都經歷過嚴格的培訓，具備足夠的專業度，可以幫助學員解惑，讓學員在課堂上，安心的敞開自己，不用害怕被否定、被批評。我體會學習的歷程就像是剝洋蔥一樣，一層又一層的對自己有更多的覺察，

不斷深化與自己的連結。

非常推薦華人正念減壓中心的官網，其中有豐富的影片以及文章，還有正式練習的所有音檔。假如你正處於焦慮不安的情緒狀態，儘管只有短暫的 5 分鐘，你可以在任何空間，戴起耳機，透過音檔中的引導語把心溫柔的帶回當下。

華人正念減壓中心：https://www.mindfulness.com.tw/

充滿幸福感的人生

事實上，我不僅是想幫助你減重，更希望的是，拿起本書的你，具有為自己生命掌舵的能力。減重的震盪起伏，就如同人生的起起落落，悲喜交加才是真實人生的滋味。然而，這個歷程中，身心平衡是很重要的。

分享卡巴金博士提過健康人生的 4 要素，分別是：正念、睡眠、運動以及良好的人際關係，你可以把他們當作健康人生的基石，每一個要素都至關重要，缺一不可。

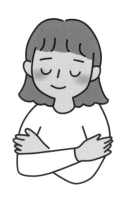

最後，讓我為你獻上真誠的祝福，願你健康、平安、智慧、快樂。

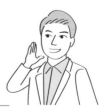

TIPS

減重原本是為了達到更好的生活品質，假如太過度執著於減重數字，反倒是背道而馳，讓我們離幸福感越來越遠。在減重的過程中，彈性是需要了。落實正念，可以度過減重過程中的震盪起伏，在減重的同時也幫助你減少心裡的負累。

重拾掌控感的人生

這本書能順利完成要感謝我的家人在背後支持。除此之外，還需要感謝我門診中遇到的所有患者，他們帶著疑難雜症來找我諮詢，讓我不得不持續自我精進，反覆淬煉出更宏觀全面的減重思維，也間接促使這本書的產生。

曾經我也傻傻地認為少吃多動就會瘦，減重有這麼難嗎？但是，隨著門診中逐漸累積經驗，才發現減重朋友卡住的點都不相同。書寫這本書的每一個單元，我的腦海不時會浮現門診中患者的身影，幫助我耐心地把理論和方法，紀錄得更清楚完整。

想對讀者們說聲抱歉，本來我預期這本書會更輕薄短小，只不過寫著寫著單元數越來越多，可能是嘮叨又雞婆的天性使然，總想要多說一點，又擔心說得不夠仔細。礙於篇幅有限，有些觀念只能點到為止，尤其是提及運動、瑜伽、正念的單元，假如各位讀者有興趣，我鼓勵你們找

尋相關的資料，更深入地學習研究。

在書成前幾個月，有個患者在我的診間，說到她過去曾經抽脂無數次，吃過好多的減重藥，但在暫時瘦下來後，總是會再度復胖，這個減重的無限迴圈讓她非常挫折。然而，這次與我配合減重，她非常感謝我整理出飲食的地雷區，一目了然可以找出自己飲食的缺失。目前她已經達到自己預設的理想體重，身體檢查的紅字也恢復正常，她很有信心這次不會再復胖。

接受患者真誠的稱讚，我的心中感到無比地喜悅，我想這就是我當醫師最有成就感的時刻。每個人背後都有一段故事，乘載著煩惱與苦痛。而在因緣巧合下，我們的生命彼此相遇，能夠陪患者走一段生命歷程，我認真地看待自己的職業，也感謝這份患者的信任。

親愛的讀者，也許你的減重旅程仍在進行中，或者正經歷著停滯期，我想告訴你別擔心，這些都是過程。交付你手上的這份《瘦身藍圖》可以幫助你度過難關，找出成功減重的關鍵，已經有許多夥伴透過這套方法達成目標，願你也能成就你理想中的美好體態，重拾人生的掌控感。當你達標後，也歡迎你與我分享自己的成功故事喔！

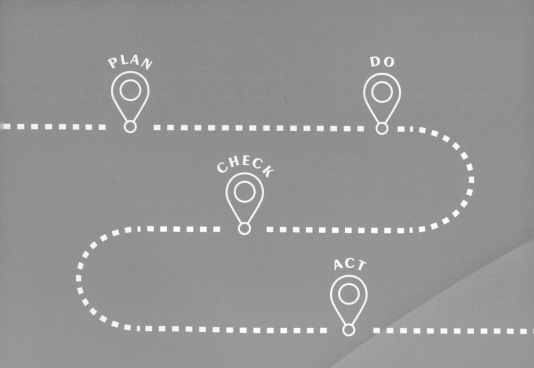

防彈 168 斷食
7 天減重食譜

RECIPE

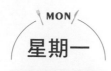

星期一

減重日

一天總水量 2500c.c.

早

防彈咖啡 1 杯（起床 1 小時內）

午

11：00 ～ 13：00

燃脂蛋白質	滷雞腿肉、煎蛋
燃脂澱粉	地瓜
燃脂蔬菜	乾煎茄子、清炒大陸妹
	彩椒炒黑木耳

晚

17：00 ～ 19：00

燃脂蛋白質	清蒸蔥花鯛魚
	汆燙洋蔥小卷
燃脂澱粉	長秈白米加入少許藜麥、毛豆
燃脂蔬菜	四季豆、香菇、玉米筍

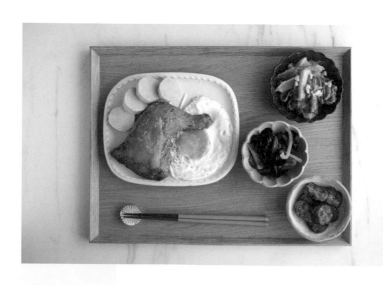

356

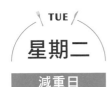

TUE

星期二

減重日

一天總水量 2500c.c.

早
防彈咖啡 1 杯（起床 1 小時內）

午
11：00～13：00

燃脂蛋白質	乾煎牛肉、荷包蛋
燃脂澱粉	長秈糙米
燃脂蔬菜	蝦仁高麗菜、炒青椒、清炒地瓜葉、滷黑木耳

晚
17：00～19：00

燃脂蛋白質	豬里肌肉、蔥蛋
燃脂澱粉	長秈糙米
燃脂蔬菜	胡蘿蔔炒高麗菜、清炒花椰菜、蒜香地瓜葉

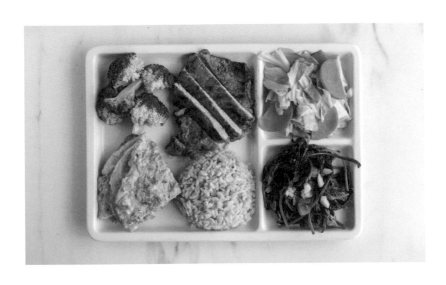

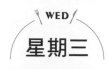

WED

星期三

 一天總水量 2500c.c.

早 防彈咖啡 1 杯（起床 1 小時內）

午

燃脂蛋白質	乾煎雞腿肉、蔥鹽雞胸肉
燃脂澱粉	鷹嘴豆、毛豆
燃脂蔬菜	炒甜椒佐玉米筍、牛番茄切片、清炒萵苣

11：00～13：00

晚

燃脂蛋白質	氣炸鮭魚、荷包蛋
燃脂澱粉	地瓜
燃脂蔬菜	鴻禧菇炒花椰菜、牛番茄

17：00～19：00

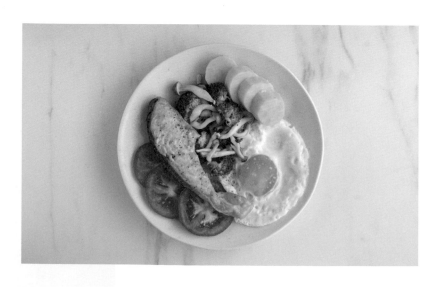

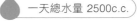

星期四

减重日

一天總水量 2500c.c.

早 防彈咖啡 1 杯（起床 1 小時內）

午
11：00～13：00

燃脂蛋白質　乾煎牛肉、洋蔥炒蛋
燃脂澱粉　　鷹嘴豆
燃脂蔬菜　　汆燙蘆筍、蒜炒空心菜

晚
17：00～19：00

燃脂蛋白質　清蒸鱈魚、乾煎白帶魚、汆燙花枝
燃脂澱粉　　長秈糙米
燃脂蔬菜　　胡蘿蔔炒高麗菜、涼拌小黃瓜、
　　　　　　清炒大白菜

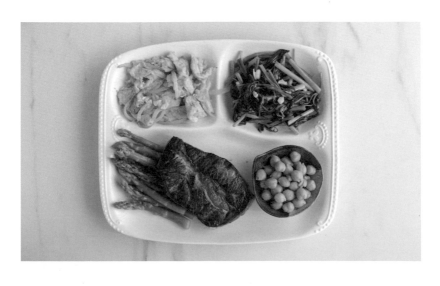

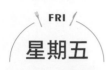

FRI

星期五

減重日

一天總水量 2500c.c.

早

防彈咖啡 1 杯（起床 1 小時內）

午

11：00～13：00

燃脂蛋白質	松阪豬炒空心菜、乾煎鯖魚
燃脂澱粉	長秈糙米
燃脂蔬菜	蒜炒玉米筍、雪白菇炒莧菜

晚

17：00～19：00

燃脂蛋白質	乾煎牛肉、蝦仁炒蛋
燃脂澱粉	長秈糙米
燃脂蔬菜	蝦仁高麗菜、玉米筍炒豌豆、涼拌小黃瓜

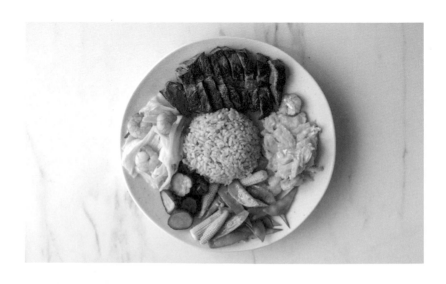

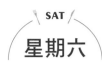

星期六

減重日

一天總水量 2500c.c.

早

防彈咖啡 1 杯（起床 1 小時內）

午

11：00～13：00

燃脂蛋白質	香煎雞腿排
燃脂澱粉	清炒義大利麵
燃脂蔬菜	小黃瓜炒雙菇、清炒高麗菜、乾煎四季豆、牛番茄切片

晚

17：00～19：00

燃脂蛋白質	烤雞腿、蒜烤白蝦、溏心蛋（注意少調味）
燃脂澱粉	鷹嘴豆
燃脂蔬菜	滷黑木耳、玉米筍炒紅蘿蔔、蒜炒空心菜

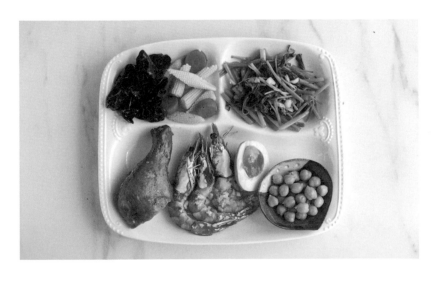

作弊日

早　　防彈咖啡 1 杯（起床 1 小時內）

一天總水量 2500c.c.

午　　作弊第一餐

11：00～13：00

晚　　作弊第二餐

17：00～19：00

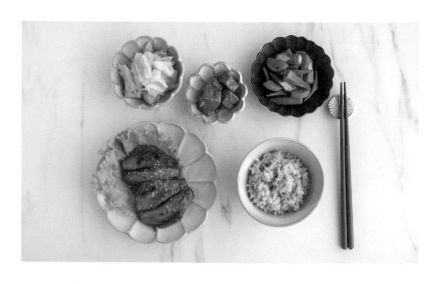

減肥加油站

　　了解瘦身藍圖的 11 個板塊，請善用「正念減重打卡 8 週筆記」，相信大家在記錄時，建立致瘦好習慣，一定會感受自己的改變，愈來愈美好。

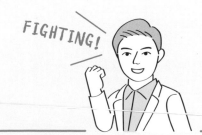

FIGHTING!

OHDA0055

瘦身藍圖 附正念減重 8 週獨家打卡筆記

中醫師的 40 堂減壓減重課，
養成致瘦的子彈習慣，一步步成就美好身心。

作　　者：呂桓毅
責任編輯：林麗文
協力校對：林麗文、林靜莉、田炎欣
封面設計：@Bianco_Tsai
內文設計：王氏研創藝術有限公司

總 編 輯：林麗文
主　　編：高佩琳、賴秉薇、蕭歆儀、林宥彤
行銷總監：祝子慧
行銷經理：林彥伶

出　　版：幸福文化出版／
　　　　　遠足文化事業股份有限公司
地　　址：231 新北市新店區民權路
　　　　　108-3 號 8 樓
網　　址：https://www.facebook.com
　　　　　happinessbookrep/
電　　話：（02）2218-1417
傳　　真：（02）2218-8057

發　　行：遠足文化事業股份有限公司
　　　　　（讀書共和國出版集團）
地　　址：231 新北市新店區民權路
　　　　　108-2 號 9 樓
電　　話：（02）2218-1417
傳　　真：（02）2218-8057
電　　郵：service@bookrep.com.tw
郵撥帳號：19504465
客服電話：0800-221-029
網　　址：www.bookrep.com.tw

法律顧問：華洋法律事務所　蘇文生律師
印　　刷：通南彩色印刷
初版一刷：2024 年 6 月
定　　價：450 元

瘦身藍圖 / 呂桓毅作 . -- 初版 . -- 新北市：幸福文化出版
社出版：遠足文化事業股份有限公司發行 , 2024.06
　面；　公分
ISBN 978-626-7311-29-5(平裝)
1.CST: 減重 2.CST: 健康飲食 3.CST: 健康法
411.94　　　　　　　　　　　　　　112008910

ISBN：
9786267311295（平裝版）
9786267311332（EPUB）
9786267311325（PDF）

幸福
文化